生殖道感染防治技术指南

（第2版）

卫生部妇幼保健与社区卫生司　编著

北京大学医学出版社

SHENGZHIDAO GANRAN FANGZHI JISHU ZHINAN

图书在版编目（CIP）数据

生殖道感染防治技术指南/卫生部妇幼保健与社区卫生司编著．—2 版．—北京：北京大学医学出版社，2011.9

ISBN 978-7-5659-0260-4

Ⅰ.①生… Ⅱ.①卫… Ⅲ.①女生殖器—感染—防治—指南 Ⅳ.①R711.3-62

中国版本图书馆 CIP 数据核字（2011）第 181483 号

生殖道感染防治技术指南（第 2 版）

编　　著：	卫生部妇幼保健与社区卫生司
出版发行：	北京大学医学出版社（电话：010-82802230）
地　　址：	（100191）北京市海淀区学院路 38 号　北京大学医学部院内
网　　址：	http://www.pumpress.com.cn
E - mail：	booksale@bjmu.edu.cn
印　　刷：	北京画中画印刷有限公司
经　　销：	新华书店
责任编辑：许　立　　责任校对：金彤文　　责任印制：张京生	
开　　本：850mm×1168mm　1/32　印张：4.5　字数：112 千字	
版　　次：2011 年 9 月第 2 版　2011 年 9 月第 1 次印刷　印数：1-5000 册	
书　　号：ISBN 978-7-5659-0260-4	
定　　价：10.50 元	

版权所有　违者必究

（凡属质量问题请与本社发行部联系退换）

编写委员会

(第2版)

(以姓氏拼音排序)

毕 蕙	北京大学第一医院
狄 文	上海交通大学医学院附属仁济医院
董 燕	山西省妇幼保健院
董 悦	北京大学第一医院
耿 力	北京大学第三医院
贺 晶	浙江大学医学院附属妇产科医院
梁家智	四川省妇幼保健院
廖秦平	北京大学第一医院
刘朝晖	北京大学第一医院
刘小平	北京大学深圳医院
卢 丹	北京市妇产医院
乔友林	中国医学科学院肿瘤医院肿瘤研究所
石 琦	卫生部妇幼保健与社区卫生司
苏晓红	中国医学科学院中国协和医科大学皮肤病研究所
王 斌	卫生部妇幼保健与社区卫生司
王临虹	中国疾病预防控制中心慢性非传染性疾病预防控制中心
王千秋	中国医学科学院中国协和医科大学皮肤病研究所

薛凤霞	天津医科大学总医院
薛素华	广东省妇幼保健院
张伶俐	卫生部妇幼保健与社区卫生司
张淑兰	中国医科大学附属二院
张小松	北京大学妇儿保健中心
章小维	北京大学第一医院
赵方辉	中国医学科学院肿瘤医院肿瘤研究所
赵更力	北京大学妇儿保健中心
郑和义	中国医学科学院北京协和医院

前 言

生殖道感染是影响育龄妇女生殖健康的常见妇科疾病之一，2007年卫生部妇幼保健和社区卫生司组织相关专家成立编写委员会，编写了《生殖道感染防治技术指南》，受到了广大基层医务人员的欢迎。

近两年，政府对于妇女生殖健康日益重视，卫生部和财政部于2009—2011年在全国31个省（自治区、直辖市）221个县（区）1000万妇女中开展农村妇女生殖道感染及宫颈癌检查工作。此外，卫生部于2010年先后出台了《艾滋病防治条例》、《中国遏制与防治艾滋病行动计划（2011—2015）》、《中国预防与控制梅毒规划（2010—2020年）》、《全国乙型病毒性肝炎防治规划》，并于2011年制定了《预防艾滋病、梅毒和乙肝母婴传播工作实施方案》，为妇女生殖道感染及宫颈癌等疾病的防治提供了政策和技术的支持，也对广大卫生工作者提出了更高的要求。因此，医务人员需要对生殖道感染防治有更深的认识和更规范的服务技能。同时生殖道感染防治的相关知识近几年也有了很大进展，如HPV感染的筛查与处理、先天梅毒的防治等。为此，卫生部妇幼保健和社区卫生司再次组织相关专家修订出版《生殖道感染防治技术指南》第2版（以下简称《指南》第2版）。

《指南》第2版与卫生部新出台的相关政策紧密结合，并与国际接轨。在第一版的基础上增加了部分内容并更新了知识，修订的主要内容包括：增加了性病患者的性伴通知技巧、妊娠期宫颈癌检查异常的处理、HPV感染和先天梅毒防治流程等；更新了宫颈癌筛查流程、细菌性阴道病及盆腔炎性疾病的诊断标准及妊娠期用药。此外,在本书最后增加了参考文献,使本书更具有科学性、先进性和指导性。

虽然本《指南》第2版与时俱进,结合国内外生殖道感染防治新政策和新知识,对第1版的内容进行了修订,但是由于编者水平有限,仍然可能存在许多问题,谨请广大同行提出修改意见。

在此一并致谢所有帮助和支持本书编写和出版的单位和个人。

编 者

目 录

第一部分 生殖道感染防治概述

第一章 生殖道感染的基本概念 …………………………… (3)
一、生殖道感染的基本定义 ………………………………… (3)
二、生殖道感染的分类和传播途径 ………………………… (3)
三、常见生殖道感染病征 …………………………………… (4)
四、生殖道感染的危害 ……………………………………… (5)
五、医务人员防治生殖道感染的职责和义务 …………… (5)
六、WHO 推荐预防和控制生殖道感染/性传播
感染的 20 步 ……………………………………………… (6)

第二章 预防生殖道感染的措施 …………………………… (8)
一、防治生殖道感染的意义 ………………………………… (8)
二、性传播感染的预防 ……………………………………… (8)
三、医源性感染的预防 …………………………………… (10)
四、内源性感染的预防 …………………………………… (11)

第二部分 生殖道感染防治流程和基本技能

第三章 生殖道感染防治基本流程 ………………………… (15)
一、生殖道感染防治的基本流程 ………………………… (15)
二、妇女病普查时生殖道感染防治流程 ………………… (15)
三、孕产期保健中生殖道感染防治流程 ………………… (19)
四、妊娠梅毒孕产妇所生新生儿的随访与先天梅毒

感染状态监测 ································· (20)
　五、避孕方法选择就诊时生殖道感染防治流程 ······· (21)
　六、人工流产手术时生殖道感染防治流程 ··········· (22)
　七、有症状就诊者处理流程 ······················· (23)
第四章　生殖道感染防治基本技能 ··················· (25)
　一、病史采集 ··································· (25)
　二、临床检查 ··································· (26)
　三、实验室筛查 ································· (28)
　四、艾滋病检测与咨询 ··························· (28)
　五、处理原则和方法 ····························· (31)
　六、健康教育与咨询 ····························· (31)
　七、性伴通知 ··································· (33)
　八、填写相关记录 ······························· (34)
　九、转诊 ······································· (35)

第三部分　生殖道感染的处理

第五章　病征处理 ································· (39)
　一、基本概念 ··································· (39)
　二、阴道分泌物异常病征处理 ····················· (39)
　三、女性下腹痛病征处理 ························· (43)
　四、生殖器溃疡病征处理 ························· (46)
　五、男性尿道分泌物病征处理 ····················· (47)
第六章　与妊娠有关的生殖道感染并发症处理 ········· (50)
　一、妊娠期与产后阴道分泌物异常 ················· (50)
　二、与流产有关的生殖道感染并发症的处理 ········· (50)
　三、宫内感染的处理 ····························· (51)
　四、产褥期感染处理流程 ························· (52)

第七章　生殖道感染常见疾病的处理 (55)
　　一、前庭大腺炎 (55)
　　二、滴虫性阴道炎 (55)
　　三、外阴阴道念珠菌病 (57)
　　四、细菌性阴道病 (60)
　　五、宫颈炎 (62)
　　六、盆腔炎性疾病 (63)
　　七、淋病 (67)
　　八、泌尿/生殖道沙眼衣原体感染 (71)
　　九、梅毒 (73)
　　十、HPV 感染 (81)
　　十一、生殖器疱疹 (84)

第四部分　附　录

附录1　消毒与全面防护 (89)
　　一、手部皮肤的清洁和消毒 (89)
　　二、设备器械的消毒 (90)
　　三、妇产科常用手术前消毒方法 (92)
　　四、普遍性防护和职业暴露的防范 (93)
　　五、防护措施 (97)

附录2　生殖道感染的实验室检查 (99)
　　一、梅毒血清学试验 (99)
　　二、阴道分泌物检查 (105)
　　三、宫颈分泌物涂片革兰染色显微镜检 (109)
　　四、淋病奈瑟菌培养 (110)
　　五、沙眼衣原体抗原检测 (112)
　　六、HPV 检测方法 (112)

七、宫颈脱落细胞检查………………………………(114)
　　八、醋酸/碘染色肉眼观察法………………………(117)
附录3　妊娠期抗生素使用的安全性……………………(121)
参考文献………………………………………………………(125)
指南缩略语……………………………………………………(127)

第一部分

生殖道感染防治概述

第一章

生殖道感染的基本概念

一、生殖道感染的基本定义

生殖道感染（reproductive tract infection，RTI）是原本正常存在于生殖道的微生物，或经性接触或医疗操作过程中由外界进入生殖道的微生物引起的。生殖道感染是个广义的概念，它既包括主要由性行为传播的性传播感染（sex transmitted infection，STI），也包括发生在生殖道的内源性感染和医源性感染。男性和女性均可发生。

二、生殖道感染的分类和传播途径

目前世界卫生组织根据病原体的来源和主要传播途径，将生殖道感染分为内源性感染、性传播感染和医源性感染，它们引起的疾病有所不同，但也有交叉，如外阴阴道念珠菌病既是内源性感染，也可经性传播感染。详见表1.1。

表1.1 生殖道感染的分类和传播途径

分类	来源	传播方式	常见疾病
内源性感染	阴道内正常微生物	微生物过量繁殖	● 外阴阴道假念珠菌病 ● 细菌性阴道病
性传播感染	感染性病的性伴	与已感染性病的性伴发生性接触	● 淋病 ● 生殖道沙眼衣原体感染 ● 梅毒 ● 尖锐湿疣 ● 生殖器疱疹

续表

分类	来源	传播方式	常见疾病
			● 艾滋病病毒感染
			● 滴虫性阴道炎
			● 阴虱
			● 疥疮
医源性感染	阴道内正常菌群和病原微生物及体外污染物	● 阴道检查 ● 放/取宫内节育器 ● 人工流产手术 ● 诊刮术 ● 分娩过程的医疗措施等 没有按照无菌操作常规进行而感染	经手术操作后引发 ● 宫颈炎 ● 盆腔炎性疾病（简称盆腔炎） ● 孕期与产褥期的感染性疾病

三、常见生殖道感染病征

生殖道感染的临床表现多种多样，可以将这些症状和体征进行分类归纳，每一类相关的症状和体征即为病征。如，以生殖器部位溃疡、水疱、糜烂为主要表现者称为生殖器溃疡病征；以阴道分泌物增多、颜色或气味异常、性质异常（脓性或带血）、外阴瘙痒等为主要表现者称为阴道分泌物异常（或阴道宫颈炎）病征。每种病征可由多种病原微生物引起。常见的生殖道感染病征参见表1.2。

表1.2 常见生殖道感染病征

病征	生殖道感染	致病微生物
阴道分泌物异常 （阴道宫颈炎）	淋病	淋病奈瑟菌
	沙眼衣原体感染	沙眼衣原体
	细菌性阴道病	多种微生物
	滴虫性阴道炎	阴道毛滴虫
	外阴阴道念珠菌病	念珠菌

续表

病征	生殖道感染	致病微生物
女性下腹痛	盆腔炎性疾病	多种微生物,包括需氧菌(如淋病奈瑟菌)、厌氧菌、沙眼衣原体等
生殖器溃疡	生殖器疱疹 梅毒	单纯疱疹病毒2型和1型 梅毒螺旋体
男性尿道分泌物 (男性尿道炎)	淋病 沙眼衣原体感染	淋病奈瑟菌 沙眼衣原体

四、生殖道感染的危害

生殖道感染对女性生殖健康的影响较大,常见的不良结局有女性不孕、异位妊娠以及流产、死胎、早产、胎膜早破和新生儿感染等,严重者甚至有致命的后果,如宫颈癌和艾滋病(acquired immunodeficiency syndrome,AIDS)。目前宫颈癌仍是女性生殖器肿瘤死亡的主要原因,人乳头瘤病毒(human papilloma virus,HPV)感染是导致宫颈癌发生的主要原因。另外,STI可增加感染艾滋病病毒(human immunodeficiency virus,HIV)的风险,使艾滋病的发生率增加。

五、医务人员防治生殖道感染的职责和义务

1. 应尊重每一位生殖道感染患者,不应有任何歧视的表现;

2. 利用一切机会向服务对象进行预防生殖道感染的健康教育和咨询,特别是安全性行为的教育尤其是在孕产保健、计划生育服务和妇女病普查时;

3. 早诊断,早治疗,预防生殖道感染的并发症;

4. 利用妇科检查、围产保健和计划生育服务进行无症状感染者的筛查,如梅毒、HIV、乙肝筛查、阴道分泌物常规检

验等；

5. 严格遵循技术规范和无菌技术，避免医源性感染；

6. 依据本《指南》有效处理生殖道感染者；

7. 鼓励病人依从治疗，协助进行性伴通知与咨询，性伴治疗，以及安全性行为教育。

六、WHO 推荐预防和控制生殖道感染/性传播感染的 20 步

第 1 步	提高生殖道感染可导致不孕、流产、宫外孕、宫颈癌、孕产妇死亡、HIV/AIDS 等不良后果的认识
第 2 步	改善门诊就医环境，使患者感到轻松、舒适和具有保密性
第 3 步	做好外展服务，包括为男性和青年人提供相关的服务以及为社区内的高危人群进行预防生殖道感染的健康教育
第 4 步	开展安全性行为的咨询，包括提供安全套并解释如何使用、减少性伴和推迟首次性行为时间的重要性
第 5 步	防止医院性感染，严格按照常规实施各种妇科手术，特别是经宫颈的手术
第 6 步	告诉女性预防内源性感染简单易行的方法
第 7 步	要针对每个患者的个人情况提供预防建议和治疗方案
第 8 步	在每一次产前检查和计划生育服务时要询问是否有生殖道感染/性传播感染症状和给予生殖道感染/性传播感染预防的建议，在做妇科检查时要仔细寻找生殖道感染/性传播感染的体征
第 9 步	开展梅毒筛查，并利用各种机会筛查其他生殖道感染/性传播感染
第 10 步	注意在没有确诊时，不要将病人视为性传播感染患者
第 11 步	给所有的病人提供生殖道感染/性传播感染预防的健康教育

续表

第 12 步	指导病人遵循医嘱,完成全程治疗并通知性伴接受治疗
第 13 步	学习帮助病人改变不良行为的咨询技巧
第 14 步	促进预防生殖道感染/性传播感染和避免怀孕的双重保护
第 15 步	为了母亲安全提供生殖道感染/性传播感染预防的咨询。鼓励及早进行产前保健
第 16 步	所有孕妇在产前保健时至少接受一次梅毒筛查,并确保筛查阳性的孕妇接受治疗,同时也包括性伴侣的治疗
第 17 步	对遭受强奸的女性,要提供紧急避孕服务、生殖道感染/性传播感染的预防性治疗,如果可能还要进行 HIV 暴露的预防
第 18 步	运用病征处理流程图,有效地对有生殖道感染/性传播感染症状的患者进行管理,在有条件的医疗机构,要根据实验室检测结果来诊断处理
第 19 步	当生殖道感染可能是由性传播造成时,要对性伴侣治疗。在没有确诊时,要谨慎对病人和性伴侣进行相关的咨询
第 20 步	为了保护妇女的生命和避免不孕,积极治疗因流产和产后感染导致的上生殖道感染

第二章

预防生殖道感染的措施

一、防治生殖道感染的意义

1999年世界卫生组织估计，每年四大可治愈的性传播疾病（淋病、沙眼衣原体感染、梅毒、滴虫性阴道炎）的新发病例超过3亿4千万。若将人乳头状瘤病毒感染、单纯疱疹病毒感染以及HIV感染等由病毒引起的性传播感染计算在内，这一数字可能还要增加两倍。这无疑给个人、家庭和社会带来较大的经济和精神负担。

我国自20世纪80年代以来，性传播疾病感染率呈现出逐年上升的趋势，并从沿海发达城市蔓延至我国各地，包括中西部欠发达地区。虽然近两年有所控制，但先天梅毒的发生率、HIV感染率以及宫颈癌的发生率呈现上升，并出现低龄化趋势。

由于大多数生殖道感染是可预防和可治疗的，所以建立安全性行为、早诊断、早治疗并按照技术规范进行医疗操作是降低生殖道感染发生率的重要措施。

二、性传播感染的预防

最好的预防方法是建立安全性行为，避免与性传播感染者性接触。要在健康教育和咨询时提供以下相关的重要信息：

- 推迟首次性行为的时间，特别是青少年；
- 减少性伴数量；
- 避免不洁性行为；

- 提高安全套具有双重保护的意识（既能避孕又能预防性传播疾病），并提高其使用率；
- 坚持正确使用安全套（图2.1）；

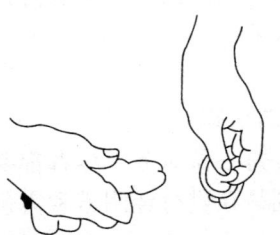

1.从包装中将安全套小心地取出，注意避免弄破安全套

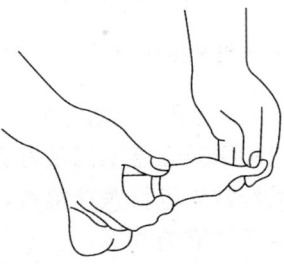

2.将安全套顶部的空气挤出

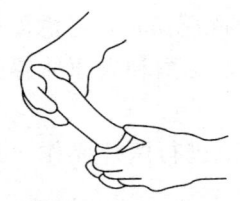

3.将安全套由上向下展开，套在勃起的阴茎上

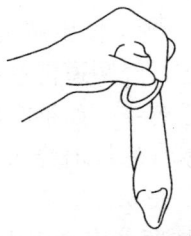

4.射精后，在阴茎仍处于勃起状态时将阴茎自阴道内抽出，抽出时握住安全套的边缘以防安全套滑落或精液流入阴道

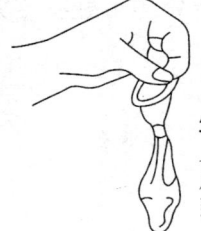

5.将安全套从阴茎上取下，在上面打个结以防精液漏出。然后将安全套适当的处理（丢弃到不会造成任何危险的地方）

图2.1 男用安全套使用说明

- 一旦出现性传播感染症状及早到正规医院就医,并与性伴同治;
- 专业技术人员不仅要正确处理生殖道感染患者,还要利用一切可能的时机对其进行预防生殖道感染的健康教育。

三、医源性感染的预防

(一) 预防经生殖道操作感染的措施

避免医源性感染的最好方法是每一位医务工作者都要严格按照操作常规进行医疗检查,特别是在进行经阴道和宫颈的操作时。具体措施如下:

1. 尽早识别和治疗生殖道感染。有下生殖道感染者应先治疗再进行手术操作。

2. 由于一些女性生殖道感染常常是无症状的,所以在对每一位妇女进行经阴道宫颈手术操作前,都要排除或治疗一切可能的生殖道感染。如果医生无法排除感染,可考虑使用治愈剂量的抗生素(假设治疗),对淋病奈瑟菌和衣原体感染进行有效的治疗(表 5.2)。

3. 严格按照消毒和无菌技术规范进行医疗操作,并对所有使用过或过期的器械进行消毒。

4. 按照规定对诊疗环境和医疗垃圾进行处理。

5. 凡是接受过阴道或宫颈手术操作的妇女,在术后如果出现发热、下腹疼痛、阴道分泌物异常等可疑有感染的症状,都要立刻就医。

(二) 预防经宫颈手术感染的措施

1. 常规消毒外阴、阴道和宫颈;(附录1)
2. 术前洗手、戴无菌手套;
3. 检查手术包是否过期;
4. 采用"不接触"技术,即避免子宫探针或其他进入宫腔的器械碰触到阴道壁或窥器。

5. 手术后戴手套处理污染的废物和使用过的器械。

(三) 预防产时感染的措施

1. 避免外阴区域备皮；

2. 在待产过程中，推荐严格消毒后进行阴道检查，不提倡肛门检查；

3. 每次阴道检查前用肥皂水洗手、清洗会阴区（附录1）、戴无菌手套。

四、内源性感染的预防

(一) 识别易感人群

1. 孕妇和使用口服避孕药者；

2. 长期服用抗生素和类固醇激素类药物；

3. 糖尿病患者；

4. 经常阴道冲洗或盥洗者。

(二) 预防方法

1. 避免使用清洁剂、消毒剂、中药等冲洗阴道。阴道冲洗应由医务人员根据病情酌情使用；

2. 每天可使用清水清洗外阴；

3. 尽量避免长期服用抗生素。

第二部分

生殖道感染防治流程和基本技能

第三章

生殖道感染防治基本流程

一、生殖道感染防治的基本流程

无论是进行妇科病普查，还是提供产前检查、计划生育服务和病征处理时，都要遵守基本的生殖道感染防治流程，具体步骤如下图所示（图3.1），详细内容见第四章。

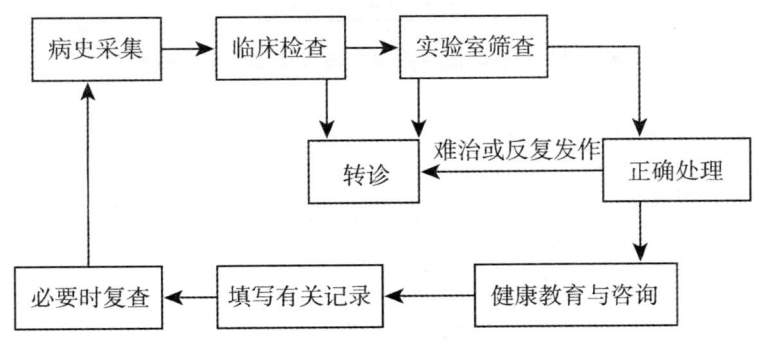

图 3.1　生殖道感染防治基本流程图

二、妇女病普查时生殖道感染防治流程

（一）妇科病诊治/普查时生殖道感染普查流程图

在临床工作中，无论是对所有妇女进行健康检查时还是当妇女因某种原因来医院做妇科检查时，医生都应遵循以下流程图及时发现生殖道感染，并给予正确的处理（图3.2）。

（二）子宫颈癌筛查

子宫颈癌是经STI中HPV感染的最严重后果，系统有效

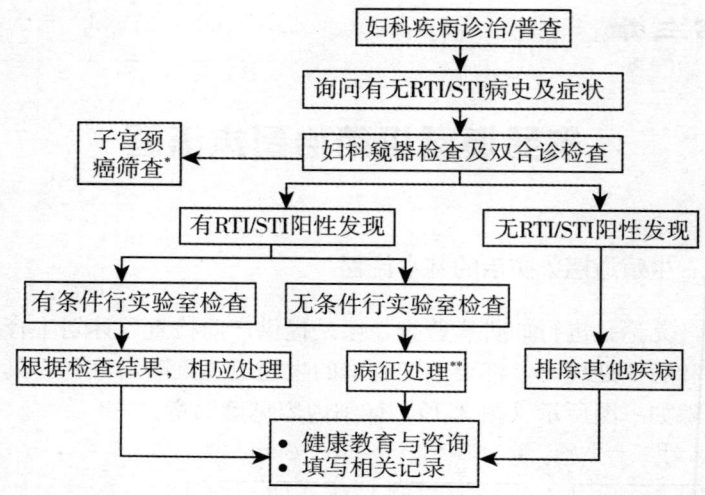

图 3.2 妇科疾病普查时生殖道感染防治流程图

* 详见（二）子宫颈癌筛查
** 详见第五章 病征处理

地筛查如妇女病普查和利用产前检查/计划生育服务时的机会性筛查，可显著降低子宫颈癌的发病率和死亡率。

1. 筛查对象及筛查起始和终止年龄

（1）筛查对象：20～65岁妇女；

（2）高危妇女人群：更应关注高危妇女。高危妇女人群定义为有多个性伴侣、性生活过早、HIV/HPV感染、免疫功能低下的妇女。

（3）绝经后妇女、65岁以上的妇女和因其他良性疾病切除子宫后的妇女，一般不主张对这些妇女进行子宫颈癌筛查。如有绝经后出血等异常症状者再进行检查。

2. 筛查方案及流程图

参照美国宫颈细胞学及阴道镜学会（ASCCP）《2006年宫颈细胞学异常处理循证医学共识指南》及《中国癌症筛查及早

诊早治指南》列出以下为三种适用于不同资源条件和人群风险度的筛查方案（图 3.3～3.5）供选择。

（1）最佳筛查方案：宫颈细胞学检查＋HPV DNA 检测，适宜经济发达地区（图 3.3）。

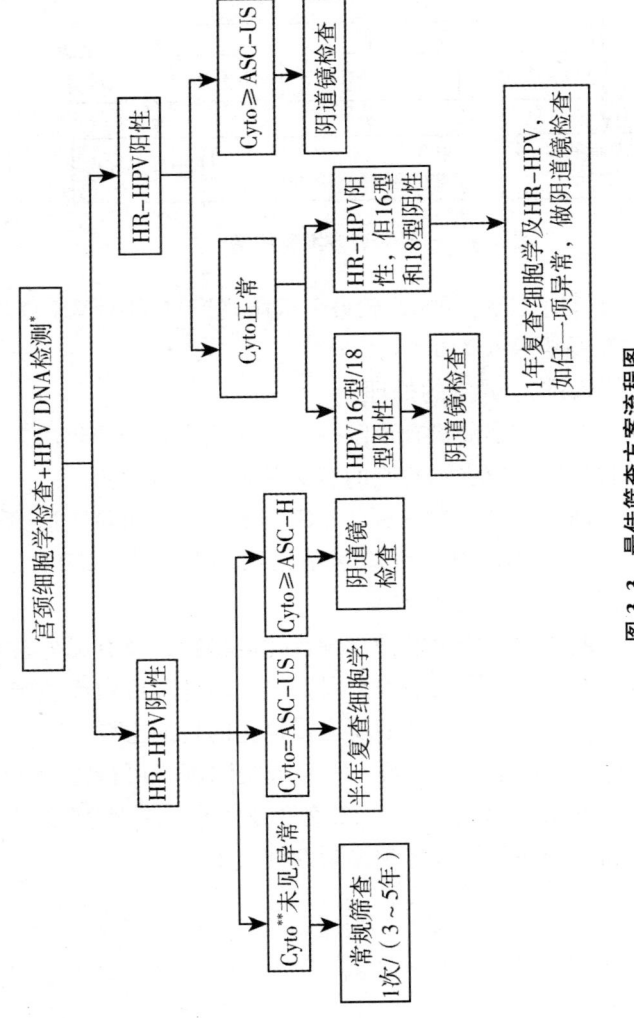

图 3.3 最佳筛查方案流程图

* HPV DNA 检测：见附录 2
** Cyto：细胞学检查结果

(2) 一般筛查方案：宫颈细胞学检查，适宜中等发达地区（图 3.4）。

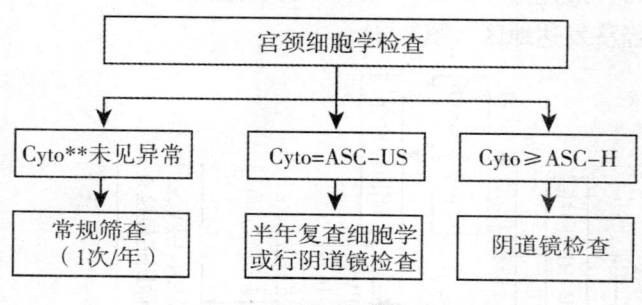

图 3.4　一般筛查方案流程图

(3) 初级筛查方案：醋酸/碘染色肉眼观察（VIA/VILI），适宜经济欠发展地区（图 3.5）。

3. 妊娠期细胞学异常的处理

对于适龄妇女在孕前检查或第一次产前检查时如一年内未进行宫颈细胞学检查应告知检查的意义并采集标本送检。

对于宫颈细胞学结果为 ASC-US、LSIL 者，可将阴道镜检查拖延至产后 6 周；对于细胞学结果为 ASC-H、HSIL、AGC 者，应立即转诊阴道镜检查。

由于妊娠期的生理变化使得宫颈转化区暴露以及有无异常的识别困难，妊娠期的阴道镜检查以及进一步处理应由经验丰富的专业阴道镜医师承担。孕期阴道镜检查的目的主要是除外宫颈浸润癌，对于阴道镜下可疑 HSIL 或浸润癌者可行宫颈多点活检，但孕期禁行 ECC，对于细胞学或阴道镜检查高度可疑宫颈浸润癌者必要时可行宫颈诊断性锥切术。

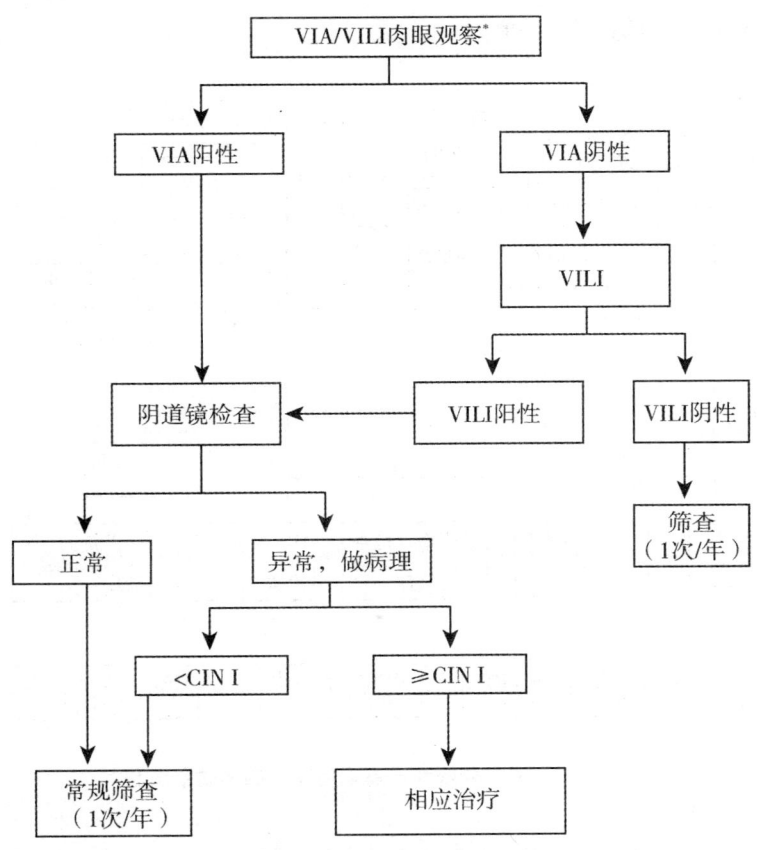

图 3.5 初级筛查方案流程图

* 方法详见附录 2

三、孕产期保健中生殖道感染防治流程

妇女在确诊妊娠后应该在产科门诊进行保健,在保健的同时应积极发现并及时治疗孕妇的生殖道感染/性传播感染(图

3.6），因为如不及时发现和治疗，不仅影响孕妇本人，还会损害下一代的健康。

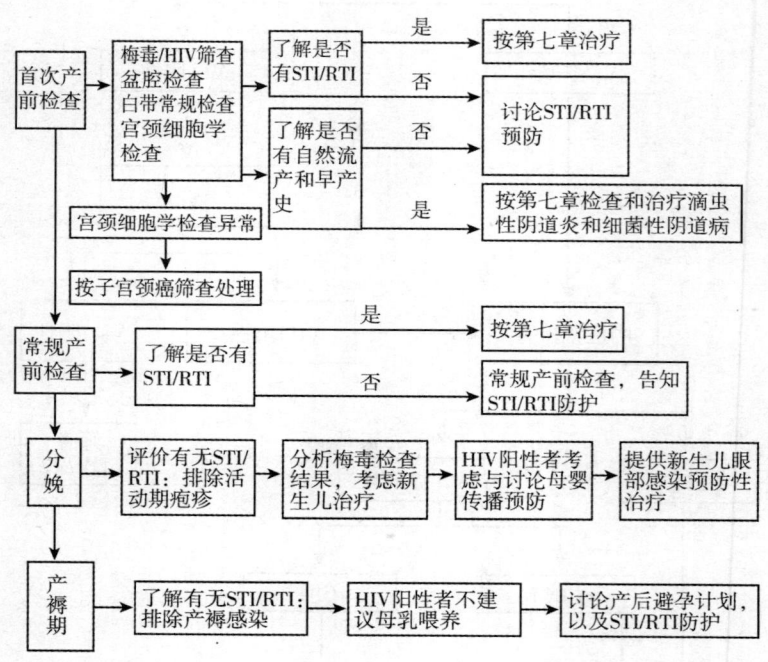

图 3.6 孕期、分娩和产褥期生殖道感染防治流程

四、妊娠梅毒孕产妇所生新生儿的随访与先天梅毒感染状态监测

妊娠梅毒孕产妇所娩新生儿应及时随访了解血清学结果，以便及时发现先天梅毒儿，及时予以治疗（图 3.7），具体诊断和治疗见第七章。

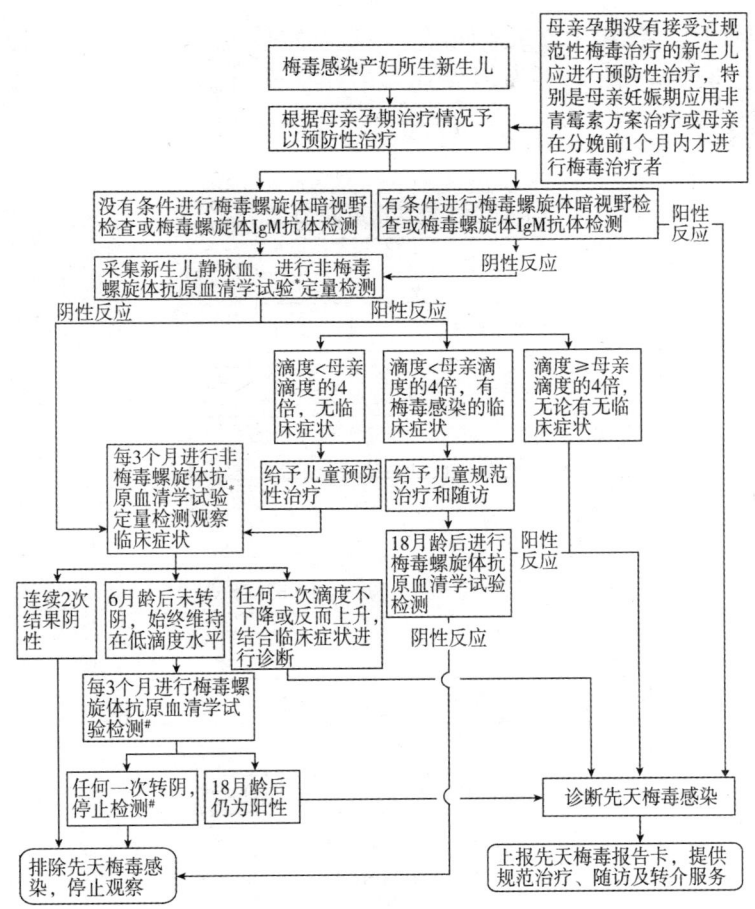

图 3.7　妊娠梅毒孕产妇所生新生儿的随访与先天梅毒感染状态监测流程图

说明：* 非梅毒螺旋体抗原血清学试验包括 RPR、TRUST 等方法。

\# 梅毒螺旋体抗原血清学试验包括 TPPA、TPHA 及应用该原理的快速检测等方法。

五、避孕方法选择就诊时生殖道感染防治流程

妇女在选择避孕方法时往往来医院咨询医生，此时应该在

与妇女讨论避孕方法的同时，向妇女宣传生殖道感染/性传播感染预防知识，并及时发现和治疗生殖道感染/性传播感染（图 3.8）。

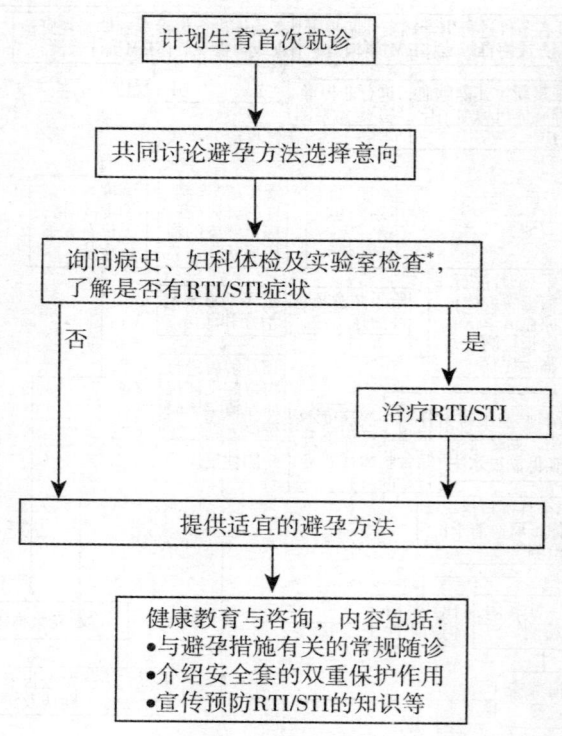

图 3.8　避孕方法选择就诊时 RTI 防治流程

* 实验室检查包括阴道分泌物检查和（或）宫颈细胞学检查。

六、人工流产手术时生殖道感染防治流程

当妇女希望终止妊娠而行人工流产等手术时，要先到医院进行检查，医生应抓住时机对妇女进行生殖道感染/性传播感染方面的检查（图 3.9），如发现生殖道感染/性传播感染者应

给予及时的治疗，以免感染上行或播散。

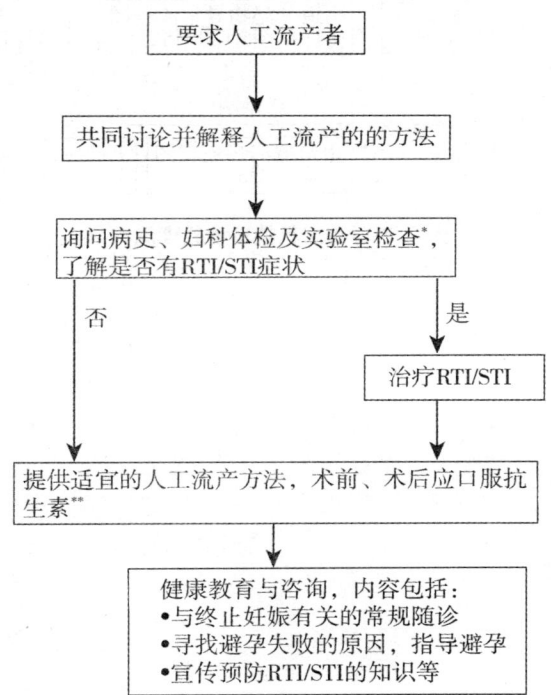

图3.9 人工流产手术时生殖道感染防治流程

* 实验室检查必检项目为妊娠免疫实验、阴道分泌物检查、血常规检查 可检项目为宫颈细胞学涂片、HIV、RPR等。

** 手术当天开始口服抗生素预防感染。

七、有症状就诊者处理流程

在没有实验室检验的条件下，对于诉有阴道分泌物异常/外阴瘙痒、下腹痛或生殖器溃疡等生殖道感染症状的就诊者，采用图3.10的"有症状就诊者处理流程"。

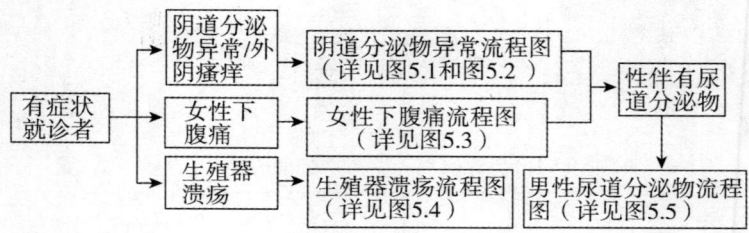

图 3.10　有症状就诊者处理流程

第四章

生殖道感染防治基本技能

本章对于生殖道感染防治基本流程进行详细说明。

一、病史采集

（一）病史的主要内容

1. 就诊的原因　主要症状和体征、出现时间、持续时间。
2. 社会史　年龄、职业、婚姻状况、外出打工史或出差史等。
3. 用药史　是否用过药、用药时间、药效等，有无药物过敏史等。
4. 月经史和避孕方法　月经是否规律、末次月经时间、采用的避孕方法、安全套使用情况等。
5. 孕产史　足月分娩史、流产史、早产史等。
6. 性生活史　首次性行为年龄、到目前为止性伴个数、同时拥有的性伴数、性取向（如同性恋，双性恋等），是否有过特殊性行为（如肛交、口交、舔阴）等，性伴有无性传播感染症状。

（二）采集病史注意事项

病史采集在整个医疗诊治过程中起着十分重要的作用。通过详细全面地了解病史不仅有利于疾病的诊断，而且对建立良好的医患关系很重要。对于可能感染性传播疾病的患者，为了能够获得准确、真实的信息，在询问性生活史时，不要表现出漫不经心、歧视或作任何道德评价，使病人能够感到轻松。由于病史涉及性生活史，因此交谈时要注意选择较隐蔽的场所。

二、临床检查

（一）全身体检

皮肤检查，特别是皮疹的性状和部位等，详细体检在此不作叙述。

（二）外生殖器官检查

1. 检查前的准备

（1）良好的照明条件；

（2）确保检查在保护隐私的情况下进行；

（3）检查前嘱病人排空膀胱并说明所要检查的项目；

（4）病人平躺，取膀胱截石位；

（5）戴一次性灭菌手套或消毒手套做内诊检查，如果有阴道出血必须使用消毒手套。

2. 主要观察项目　生殖器周围和外阴皮肤皱褶间有无包块、肿胀、溃疡、湿疣、皮疹、水疱、撕裂、瘢痕、异常分泌物以及腹股沟处淋巴结有无肿胀、包块或压痛等。

（三）窥器检查

1. 检查前准备　使用前必须确保窥器已进行了严格消毒或灭菌（一次性窥器），并在放入阴道前用干净的温水浸湿。

2. 窥器使用注意

（1）动作要轻柔缓慢，不要鲁莽，不要向前挤压敏感的尿道和阴蒂；

（2）充分暴露宫颈后要保持固定；

（3）每次使用后须对窥器进行清洗消毒。

3. 主要检查项目

（1）阴道壁有无红肿、充血、出血点、糜烂、溃疡、破溃或水疱等；

（2）阴道分泌物的量、颜色和性状；分泌物pH测试，用

pH3.8～5.4精密试纸测试。

(3) 宫颈：有无感染体征如黄色脓性分泌物；有无异常增生物或溃疡存在。

(4) 宫颈棉拭子试验：拭子插入宫颈管内色变黄为阳性，触之易出血，说明可能有宫颈感染。

(5) 胺试验：将10%氢氧化钾滴在有分泌物的窥器上，若嗅到胺臭味为阳性。

(6) 醋酸试验：将3%～5%的冰醋酸涂于宫颈外口处，等待一分钟后，观察颜色改变情况，若呈现白色需进一步检查。

(7) 标本取材：正确的取材部位是实验室检测的关键，由于检验的项目和目的不同，取材的部位也不一样。详见附录2。

(四) 内生殖器检查（双合诊）

1. 注意事项

(1) 检查前后要认真用肥皂洗手；

(2) 要戴一次性灭菌手套做内诊检查，如果有阴道出血必须使用消毒乳胶手套；

(3) 动作轻柔、认真仔细；

(4) 使用后的乳胶手套必须认真清洗后再消毒，以便下次使用。

2. 检查内容和步骤

(1) 宫颈：是否有举痛。

(2) 宫体：位置、大小、形态、质地、活动度、压痛等。

(3) 输卵管和卵巢：正常时不易被触及。

(4) 最后检查阴道壁，有无肿物。

三、实验室筛查

没有任何一项实验方法是百分之百的准确。实验室检查仅是辅助诊断之一。诊断一定要根据病史和临床表现,参考实验室检查综合判断。表 4.1 为推荐使用的女性生殖道感染常用筛查方法。

表 4.1 女性生殖道感染常用筛查方法和目的

筛查方法	取材部位	筛查目的
阴道分泌物湿片显微镜检	阴道侧壁上 1/3 处	滴虫、假菌丝或芽生孢子、线索细胞、清洁度
阴道分泌物涂片革兰染色	阴道侧壁上 1/3 处	线索细胞、加德纳菌、厌氧菌、假菌丝或芽生孢子、乳酸杆菌等
宫颈分泌物涂片革兰染色	宫颈管内 1~2cm	多形核白细胞数、淋病奈瑟菌
宫颈分泌物培养	宫颈管内 1~2cm	淋病奈瑟菌和药物敏感试验
快速血浆反应素(RPR)环状卡片试验	血清或血浆	梅毒初筛
梅毒螺旋体明胶颗粒凝集试验(TPPA/TPHA)	血清或血浆	梅毒确证试验
沙眼衣原体检测	宫颈管内 1~2cm	沙眼衣原体感染
宫颈细胞学检查	宫颈管及外口	宫颈癌普查

四、艾滋病检测与咨询

承担妇科检查、孕产期保健和计划生育服务的医疗保健机构,应为育龄妇女、婚前保健人群及孕产妇提供的艾滋病病毒抗体检测前咨询或信息告知和检测后咨询，充分提供艾滋病预防、艾滋病母婴传播预防及干预措施的信息；必要时对其进行危险行为评估；动员并促进服务对象进行 HIV 抗体检测。

（一）检测前咨询和信息告知

1. 检测前咨询及信息告知的形式

检测前咨询及信息告知可以采取多种形式，结合产科、婚前保健、妇科门诊提供一对一咨询，通过发放包括艾滋病预防信息的书册、折页，播放录像等形式，以促进人们在一种自然、平和的环境下接受预防艾滋病信息和 HIV 检测。

2. 检测前告知信息的内容

检测前要提供预防艾滋病/性传播疾病及预防母婴传播为主要内容的信息，应包括：及早得知艾滋病感染状况对妇女、孕产妇以及儿童的好处；提醒就诊者，妇女/青年人/流动人群更容易受到艾滋病影响；对于患性传播疾病/生殖道感染者更有必要进行 HIV 检测；艾滋病可以经母婴传播，导致儿童感染的风险等。必要时提供改变危险行为的信息或进行个体危险行为评估和制订降低危险行为计划，但通常这一环节可放在检测后咨询中。

（二）提供 HIV 检测

1. 关注的重点人群

在提供检测前，医务人员要详细询问就诊者以往是否接受 HIV 检测以及检测结果。产科门诊要为所有孕产妇提出检测建议；在其他生殖健康服务领域，在向所有就诊者告知 HIV 检测信息基础上，根据就诊者情况，可确定重点人群：妇科门诊的生殖道感染的患者；计划生育门诊对多次人工流产、未婚先孕者，以及患生殖道感染者要更多关注；性病门诊要向所有高危行为以及可疑患性传播疾病提出检测建议。告知就诊者检测结果都会在保密情况下告知本人。建议配偶/性伴检测，讲解男女双方检测的必要性。

2. 检测的方法和内容

要尽可能地提供多种 HIV 初筛试验方法，同时要开展生殖道感染、性传播疾病的实验室检测。为就诊者的检测结果进行保密，对于检测结果阳性者，要在严格保密的情况下由相关部门人员进行咨询和管理（图4.1）。

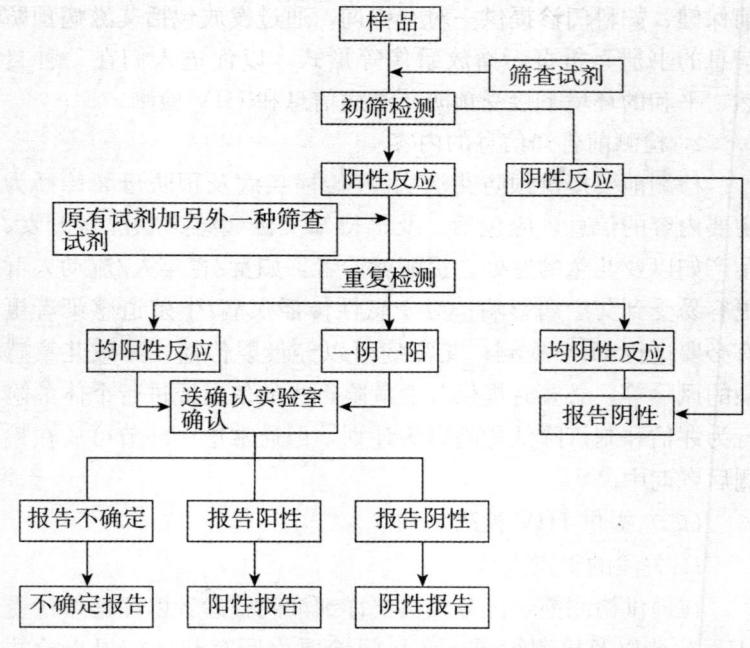

图 4.1 艾滋病抗体检测流程图

（三）检测后咨询

不论就诊者的 HIV 检测或性传播疾病检测结果如何，均要进行检测后咨询。

1. 对检查结果阴性者，可结合常规诊疗工作告知检测结果，并提供信息。要向就诊者解释检测结果的意义，告知保持非感染状态、避免危险行为的重要性,对患有性传播疾病者尤其要告知及时治疗、采取安全性行为、避免艾滋病感染的重要信息。对于怀孕的妇女要告知艾滋病母婴传播的危险性及干预实施等重要内容的信息。

2. 对检测结果阳性者,告知已经被艾滋病感染的事实;帮助求询者理解和应对 HIV 检测结果,针对求询者的需求提供相关信息,讨论降低危险行为计划和提供转介服务,若为孕产妇应进一步讨论避免艾滋病经性传播和母婴传播的重要意义,减少艾滋病母婴传播的措施,并提供更全面的孕产期保健。讨论家庭计划,是否继续妊娠,如终止妊娠者要为其安排良好的保密的人工流产服务。对继续妊娠者,要尊重她们的选择,并介绍各项支持性服务,如帮助安排医学检查、孕期保健、住院分娩;要提供所有的预防艾滋病母婴传播的措施,如建议预防应用抗病毒药物、加强住院安全分娩措施、人工喂养及转介等服务。重视如何告知配偶/性伴及配偶/性伴检测促进等问题。

五、处理原则和方法　详见第三部分

六、健康教育与咨询

在生殖道感染防治过程中,健康教育与咨询起着关键的作用。医务工作者应该利用一切机会,向服务对象提供相关的知识信息,并一同讨论和分析在改变不良行为和治疗过程中的事宜。

(一) 健康教育与咨询的基本技能

1. 尊重病人的隐私并为其保密;
2. 注意交谈环境的舒适和隐蔽性;
3. 交谈时要注意眼神接触,并使用肢体语言(姿势等)

以使谈话气氛轻松便于交流；

4. 使用病人易懂的语言，耐心解释病征可能的原因、预防措施、服药时间和剂量等，不要使用太多的医学术语；

5. 交谈时可追问一些问题以便深入了解情况，另外通过提问也可帮助了解患者是否真正明白你所提供的信息；

6. 尽可能向病人提供多种可能的选择，并要尊重病人的选择；

7. 交谈时要经常请病人重复所讨论的重点内容，确认病人已真正理解；

8. 在咨询时，不要在房间里进进出出；不要与其他医务人员交谈而终止咨询；不要在病人说话时一直不停地做记录；不要做道德上的评价或负面的表情。

（二）不同门诊所提供的健康教育的核心信息

所有医务工作者无论在何处接触到服务对象，都要提供最基本的预防生殖道感染的信息。

1. 计划生育门诊

医生除了提供有关计划生育的咨询外，还要介绍预防生殖道感染的方法、如何识别感染症状体征、术前和进行常规阴道分泌物检查的意义和重复人工流产的危害等信息，特别是哪种避孕方法有预防RTI的作用，强调安全套的双重保护作用。

2. 妇产科/妇女保健门诊

如果妇女已怀孕，在产前检查的同时要讲解梅毒和艾滋病筛查的重要性，特别是有流产史和死胎、死产史的孕妇。动员进行梅毒和HIV筛查。

识别产后感染的征象，告知产妇出现异常尽早就医。

对要求做妇女病普查的妇女，除了检查是否有生殖道感染外，特别要注意宫颈癌普查，同时也要介绍有关安全性行为和生殖道感染防治的方法。

3. 妇产科/皮肤性病科/泌尿科

对有生殖道感染症状的患者，特别是性传播感染者，除了督促遵医嘱治疗外，还要就有关预防和再感染问题开展咨询讨论，同时要通知性伴接受治疗。

（三）掌握相关的基本信息

1. 生殖道感染的传播途径；
2. 生殖道感染的危害；
3. 生殖道感染的预防措施；
4. 安全性行为；
5. 如何正确地使用安全套；
6. 识别 RTI 的症状；
7. 在哪就医和如何就医；
8. 用药方法；
9. 治疗期间停止或进行有保护的性行为（使用安全套）；
10. 性伴通知的重要性；
11. 需要复诊的情况。

（四）咨询时要强调生殖道感染预防的重要性

- 保护生育能力，避免发生不孕症；
- 保证安全妊娠，预防先天性感染和出生缺陷；
- 减少艾滋病病毒感染危险；
- 帮助提高性生活质量；
- 减少性传播感染风险；
- 预防宫颈癌的发生。

七、性伴通知

（一）定义

性伴通知是指调查首诊为性传播疾病（STD）患者的性接触史，采用一定的方法通知其性伴，并建议和鼓励他们到医疗部门接受必要的筛查、诊断和治疗。

（二）目的

有效的性伴通知能够发现潜在的无症状感染者，减少再感染的机会，打破疾病的传播链以迅速控制感染在群体中的扩散；同时也可以促动高危性行为的改变，对新发现的感染者可以预防因延迟治疗而导致的不可逆性并发症，从而减少疾病的负担。

（三）方法

性伴通知的方法主要有三种情况：

1. 医生通知　通过第三方（通常是医务人员）通知性伴；
2. 患者通知　医务人员鼓励患者自己通知性伴；
3. 约定通知　当医务人员鼓励患者通知性伴，超过约定时间而仍未就诊的性伴，即可由医务人员通知。

在实际工作中应该充分注意对生殖道感染患者及其性伴的个人资料予以保密，在未征得本人同意时，不得以追踪调查为由公开其姓名及有关个人资料。

八、填写相关记录

为提高临床专业技能，改善服务质量，应对每一位服务对象进行详细的记录，包括诊疗过程，随访时间，注意事项等，根据不同就医的目的分别完成以下记录。

1. 妇女病普查体检表；
2. 孕产保健手册；
3. 妇科门诊登记表；
4. 放/取宫内节育器记录表；
5. 人工流产手术/药物流产记录表；
6. 性传播疾病报告卡；
7. 门诊登记表。

九、转诊

由于各地区和各级医疗机构在技术人员和医疗设备上存在很大差别，有些医疗机构仅能根据病史和临床检查来判断，对于难治或反复发作的病例要及时转到上一级医疗机构确诊和处理。

第三部分

生殖道感染的处理

第五章

病征处理

一、基本概念

病征处理是指根据不同病征，评价相关的危险因素，应用相应的流程图，对病人进行诊断与治疗、健康教育、咨询及性伴通知等综合服务。治疗时针对所有能引起此种病征的病原微生物，而不是只考虑某一种病原微生物，从而及时治愈所有可能的感染，并预防感染的进一步传播与蔓延。

病征处理的特点是无需实验室检查，或者只作简便的实验室检查，即可快速有效地处理生殖道感染，因此适合基层单位使用。

世界卫生组织提出了 7 种病征的病征处理方案。本章根据我国的实际情况介绍其中的 4 种（阴道分泌物异常、女性下腹痛、生殖器溃疡和男性尿道分泌物）。

二、阴道分泌物异常病征处理

阴道分泌物异常的原因可为阴道感染，也可为宫颈感染。阴道感染可根据临床表现和显微镜检查进行诊断；而宫颈感染（淋病奈瑟菌和沙眼衣原体感染）的病原学诊断需进行昂贵的实验室检查，这些检查在很多医疗机构都没有条件做，因此病征处理提倡应用危险因素评分法来判断是否存在宫颈感染。根据医疗条件的不同，有两种不同的流程图指导病征处理，即有显微镜检查条件和无显微镜检查条件两种情况。

第三部分 生殖道感染的处理

> 症状——外阴瘙痒不适,阴道的肿痛及异味,性交痛
> 体征——阴道异常分泌物:稀薄或稠厚、清澈或脓性、少量或大量
> 病因——阴道感染的病因:假丝酵母菌、阴道毛滴虫、加德纳菌过度繁殖
> 宫颈感染的原因:淋病奈瑟菌、沙眼衣原体

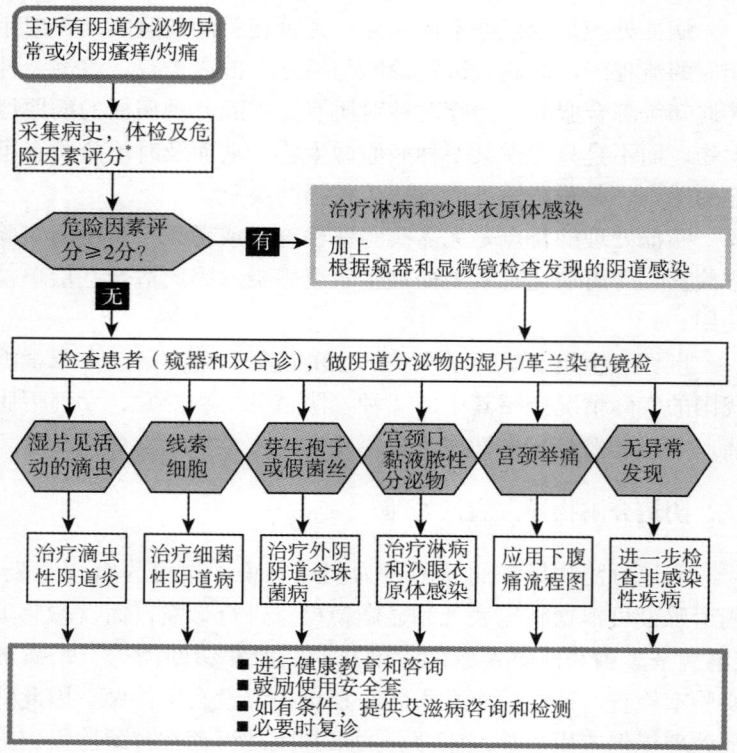

图 5.1 阴道分泌物异常病征处理流程图
(有显微镜检查条件)

*危险因素评分标准:性伴有尿道分泌物,2分;年龄<25岁,1分;最近3个月内有新性伴,1分;最近3个月内有1个以上的性伴,1分。

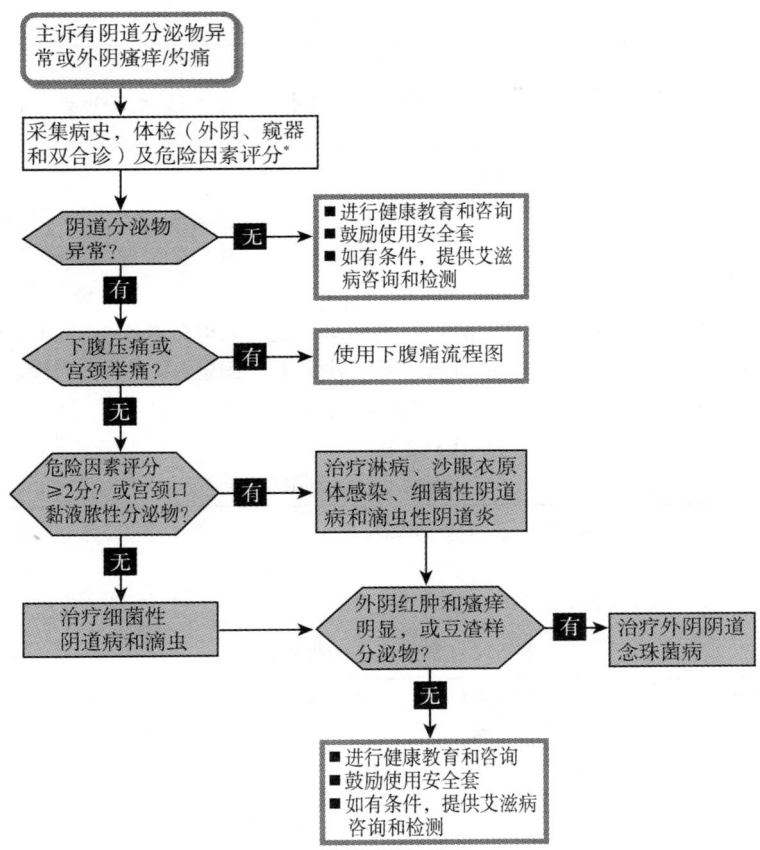

图 5.2 阴道分泌物异常病征处理流程图
（无显微镜检查条件）

*危险因素评分标准：性伴有尿道分泌物，2分；年龄＜25岁，1分；最近3个月内有新性伴，1分；最近3个月内有1个以上的性伴，1分。

表 5.1　阴道感染的推荐治疗

	首选	有效的替代治疗
细菌性阴道病（bacterial vaginosis, BV）	甲硝唑 400mg，口服，1 日 2 次，共 7 日或 2g 顿服	克林霉素 300mg，口服，1 日 2 次，共 7 日
滴虫性阴道炎（trichomonal vaginitis）		替硝唑 2g，单剂口服；或替硝唑 1g，1 日 1 次，共 3 日
外阴阴道念珠菌病（vulvovaginal candidiasis, VVC）	咪康唑栓 200mg，阴道用，每晚 1 次，共 7 日；或伊曲康唑 200mg，口服，1 日 2 次，共 1 日；或氟康唑 150mg，顿服	制霉菌素栓 10 万 U，阴道用，每晚 1 次，共 14 日

注：1. 甲硝唑和替硝唑服药期间禁止饮酒。
　　2. 甲硝唑服用 12～24 小时后可以继续哺乳。
　　3. 妊娠前 3 个月使用甲硝唑应向本人说明。

表 5.2　宫颈感染的推荐治疗

淋病的治疗 加 沙眼衣原体的治疗（从两类中各选 1 种共 2 种药物）

	首选	有效的替代治疗
淋病（gonorrhea）	头孢曲松 250mg，1 次肌注；或大观霉素 4g，1 次肌注	
沙眼衣原体感染（chlamydia trachomatis）	多西环素 100mg，口服，1 日 2 次，共 7 日；或阿奇霉素 1g，顿服	四环素 500mg，口服，1 日 4 次，共 7 日；或米诺环素 100mg，口服，1 日 2 次，共 10 日；或氧氟沙星 300mg，口服，1 日 2 次，共 10 日；或红霉素 500mg，口服，1 日 4 次，共 7 日

三、女性下腹痛病征处理

女性下腹痛的病因主要是盆腔炎。做病征处理时，应该注意排除外科或妇产科急症后，方可给予抗生素治疗。

> 症状——下腹疼痛，性交痛，痛经
> 体征——下腹触痛、肌紧张、反跳痛；宫颈举痛；宫颈分泌物异常、出血；发热
> 病因——需氧菌（如：淋病奈瑟菌），沙眼衣原体，厌氧菌，其他

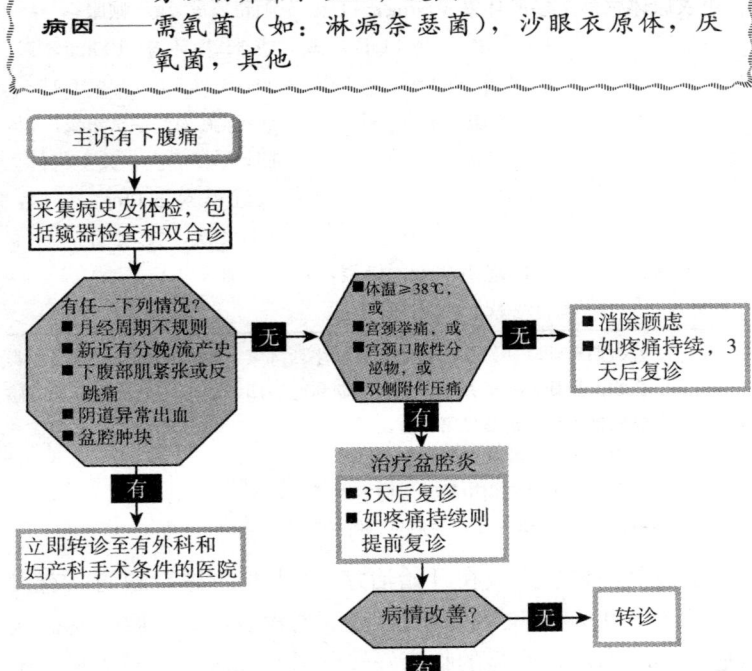

图 5.3　女性下腹痛病征处理的流程图

表 5.3　盆腔炎门诊推荐治疗方案

需氧菌（淋病）治疗**加**沙眼衣原体治疗 **加** 厌氧菌治疗（每类各选 1 种药物共 3 种药）

	首选	有效的替代治疗
需氧菌感染（包括淋病）	头孢曲松 250mg，一次肌注；或大观霉素 4g，一次肌注	
沙眼衣原体感染	多西环素 100mg，口服，1 日 2 次，共 14 日；或四环素 500mg，口服，1 日 4 次，共 14 日	阿奇霉素 1g，顿服；或米诺环素 100mg，口服，1 日 2 次，共 10 日；或氧氟沙星 300mg，口服，1 日 2 次，共 10 日；或红霉素 500mg，口服，1 日 4 次，共 14 日
厌氧菌感染	甲硝唑 400mg，口服，1 日 2 次，共 7 日	

注：1. 妊娠期和哺乳期妇女禁用四环素、多西环素、米诺环素及氟喹诺酮类药物。孕期盆腔炎并不多见，孕期和产后期子宫内膜炎及其有关的感染的推荐疗法请参见第 8 章。
2. 服用甲硝唑治疗者严禁饮酒。
3. 妊娠前 3 个月应用甲硝唑应向本人说明。
4. 甲硝唑服用 12~24 小时后可以继续哺乳。

盆腔炎门诊病人应在开始治疗 72 小时内进行随访（有发热症状患者在 24 小时内随访），若病情没有改善则收入院。病人应在 3 日内出现明显的临床好转（退热、腹部压痛减轻、子宫、附件和宫颈举痛减轻）。3 日内无好转的病人可能需入院治疗，进行其他诊断检查或外科会诊。

急性盆腔炎患者出现下列情况时应考虑住院治疗：
- 无法排除外科急症时，如阑尾炎或异位妊娠；
- 疑有盆腔脓肿；

- 无法在门诊处理的严重疾病；
- 孕妇；
- 青少年；
- 病人不方便在门诊治疗或不能耐受门诊治疗；
- 门诊治疗无效。

表 5.4 盆腔炎住院推荐治疗方案

需氧菌（淋病）治疗 加 沙眼衣原体治疗 加 厌氧菌治疗		
选项 1	选项 2	选项 3
淋病 头孢曲松 250 mg, 1 日 1 次	庆大霉素 1.5 mg/kg, 静脉给药, 每 8 小时 1 次	氨苄西林 2g, 静脉或肌注, 然后每 6 小时用 1g
沙眼衣原体感染 多西环素 100mg, 口服或静注, 1 日 2 次, 或 四环素 500mg, 口服, 1 日 4 次	加 克林霉素 900 mg, 静脉给药, 每 8 小时 1 次	加 庆大霉素 80mg, 肌注, 每 8 小时 1 次 加
厌氧菌感染 甲硝唑 400mg - 500mg, 口服或静注, 1 日 2 次		甲硝唑 500 mg, 静注, 每 8 小时 1 次
对于所有 3 种选项, 应在病人情况好转后继续治疗 2 天, 然后以下述一种口服药物治疗 14 天: 多西环素 100 mg, 1 日 2 次, 或 四环素 500mg, 1 日 4 次		

注：1. 多西环素静脉给药疼痛明显，当病人可以经口服药时，它与口服途径相比没有任何优越性。
2. 孕期或哺乳期妇女禁用四环素、多西环素。
3. 妊娠前 3 个月应用甲硝唑应向本人说明。
4. 甲硝唑服用 12～24 小时后可以继续哺乳。

四、生殖器溃疡病征处理

生殖器溃疡病征处理主要依靠病人的临床表现来判断属于哪种感染。与性传播相关的疾病主要是一期梅毒和生殖器疱疹。但有很多其他皮肤病也表现为生殖器溃疡,在临床上应注意鉴别。必要时应请皮肤科会诊或转诊。

> 症状——损害部位的疼痛不适感
> 体征——生殖器、会阴或肛门周围的单个或多发性溃疡
> 病因——苍白螺旋体(一期梅毒,偶见二期梅毒),单纯疱疹病毒(生殖器疱疹)

表 5.5 生殖器溃疡的推荐治疗方案

治疗梅毒或治疗生殖器疱疹		
	首选	有效的替代治疗
梅毒 (syphilis)	苄星青霉素 G 240 万 U,肌注,1 周 1 次,共 2~3 次;或普鲁卡因青霉素 G 80 万 U,肌注,1 日 1 次,共 10 日	多西环素 100mg,口服,1 日 2 次,共 15 日;或四环素 500mg,口服,1 日 4 次,共 15 日;或红霉素 500mg,口服,1 日 4 次,共 15 日
生殖器疱疹 (genital herpes)	**原发性感染** 阿昔洛韦 200mg,口服,1 日 5 次,共 7 日;或阿昔洛韦 400mg,口服,1 日 3 次,共 7 日 **复发性感染发作时** 阿昔洛韦 200mg,口服,1 日 5 次,共 5 日;或阿昔洛韦 400mg,口服,1 日 3 次,共 5 日	**原发性感染** 伐昔洛韦 300mg,口服,1 日 2 次,共 7 日;或泛昔洛韦 250mg,口服,1 日 3 次,共 7 日 **复发性感染发作时** 伐昔洛韦 300mg,口服,1 日 2 次,共 5 日;或泛昔洛韦 250mg,口服,1 日 3 次,共 5 日

注:1. 梅毒的替代治疗只适用于病人对青霉素过敏时。
2. 红霉素治疗不能预防先天梅毒。

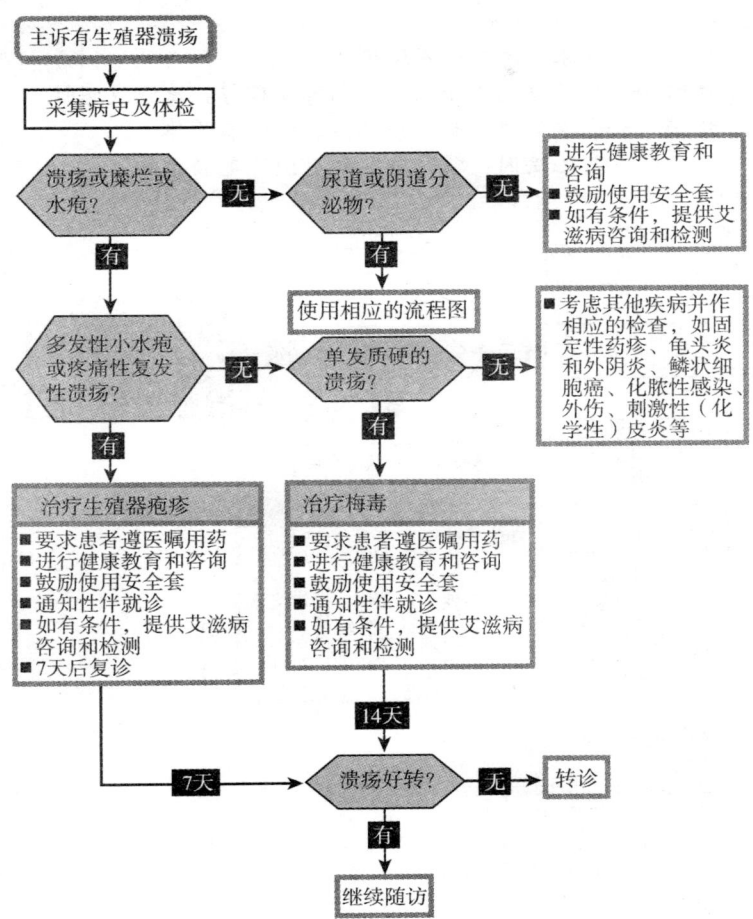

图 5.4 生殖器溃疡病征处理的流程图

五、男性尿道分泌物病征处理

男性尿道分泌物的处理主要根据临床表现和必要的显微镜检查结果。根据医疗条件的不同,有两种不同的流程图指导病征处理。

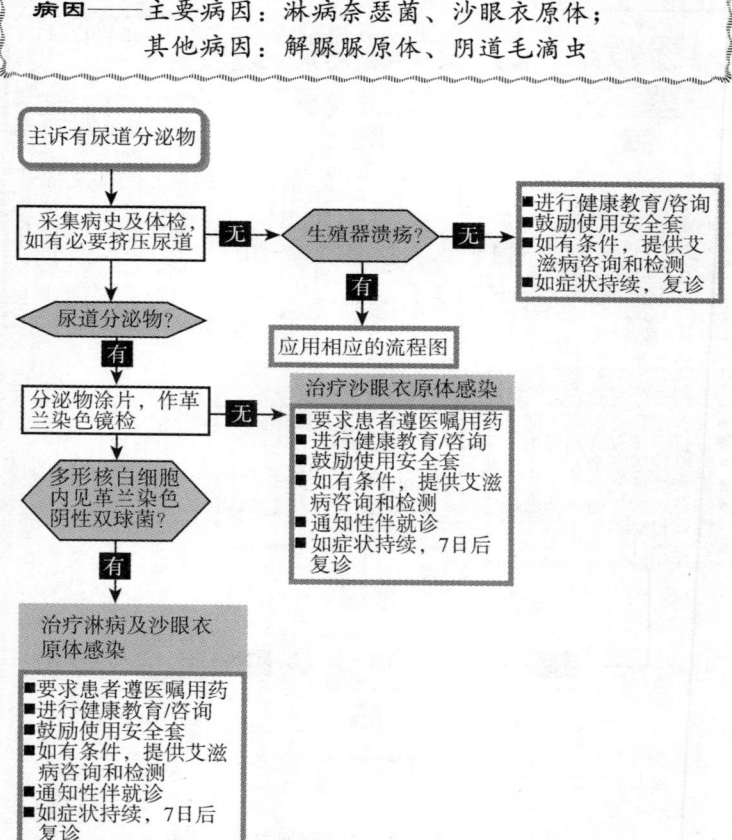

图 5.5 男性尿道分泌物病征处理的流程图
(有显微镜检查条件)

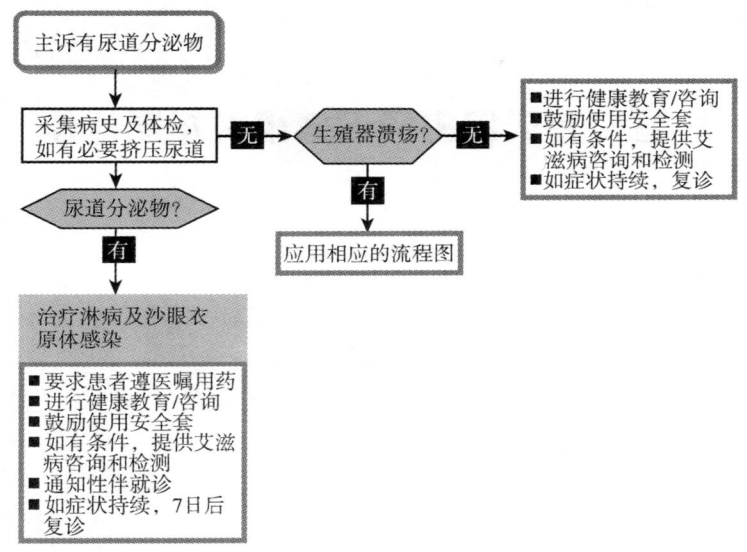

图 5.6　男性尿道分泌物病征处理的流程图

（无显微镜检查条件）

表 5.6　男性尿道分泌物病征的推荐治疗

淋病的治疗 加 沙眼衣原体的治疗		
	首选	有效的替代治疗
淋病	头孢曲松 250mg，1 次肌注；或大观霉素 2g，1 次肌注	
沙眼衣原体感染	多西环素 100mg，口服，1 日 2 次，共 7 日；或阿奇霉素 1g，顿服	四环素 500mg，口服，1 日 4 次，共 7 日；或米诺环素 100mg，口服，1 日 2 次，共 10 日；或氧氟沙星 300mg，口服，1 日 2 次，共 10 日；或红霉素 500mg，口服，1 日 4 次，共 7 日

第六章

与妊娠有关的生殖道感染并发症处理

一、妊娠期与产后阴道分泌物异常

建议早孕进行妇科体检,阴道分泌物常规检查以及宫颈细胞学检查,以发现或除外生殖道感染/性传播感染。如在孕期或产后发现妇女有阴道分泌物异常或外阴瘙痒/灼痛,应按图 6.1 处理。

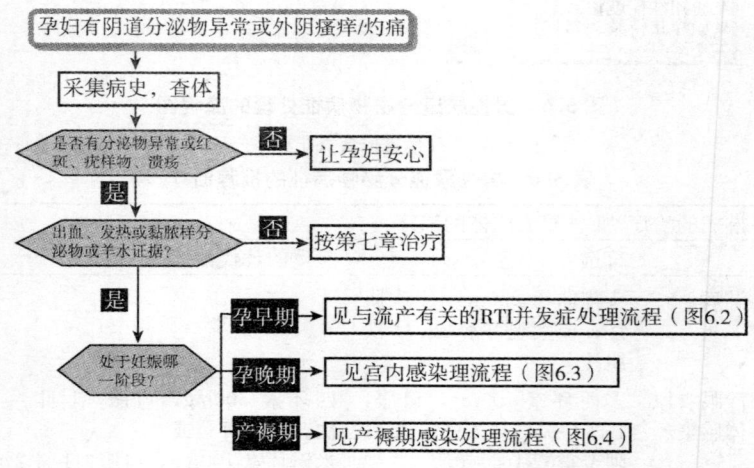

图 6.1 妊娠期及产褥期阴道分泌物异常

二、与流产有关的生殖道感染并发症的处理

流产后感染可发生于自然流产、人工流产(药物流产、手术流产)后,与流产有关的生殖道感染并发症处理流程见图

6.2。流产后感染具体用药详见表6.1。

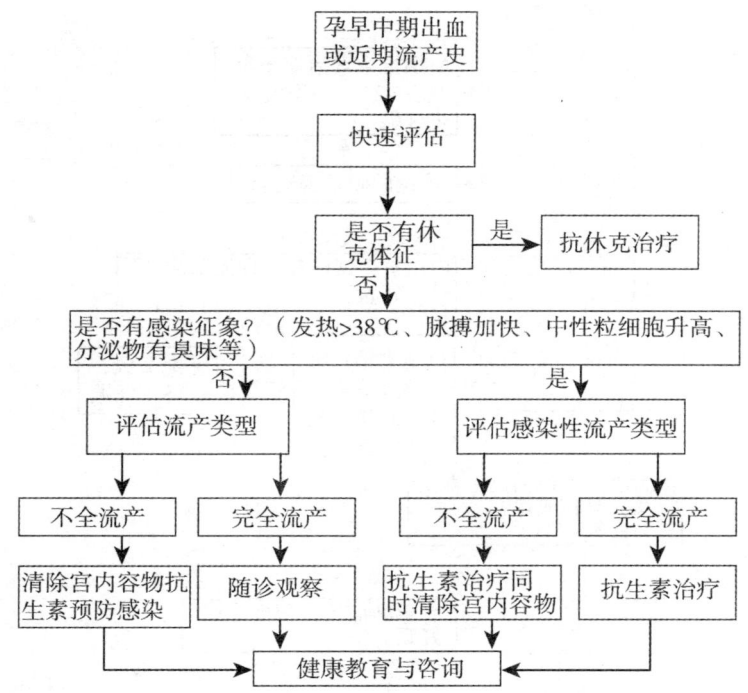

图 6.2 与流产有关的生殖道感染并发症处理流程图

三、宫内感染的处理

宫内感染可导致早产或晚期流产、胎膜早破、绒毛膜羊膜炎、新生儿感染甚至死亡，可影响产程进展导致难产、产后出血等。宫内感染一旦确诊，无论孕周大小应及早使用抗生素，并尽快终止妊娠，以改善母儿预后。目前，宫内感染的诊断仍以临床诊断为主，临床指标包括：发热＞38℃、胎心加快、中性粒细胞升高、分泌物有臭味、子宫压痛等。因此，无论出现什么情况都应马上检查，按照图 6.3 流程处理。

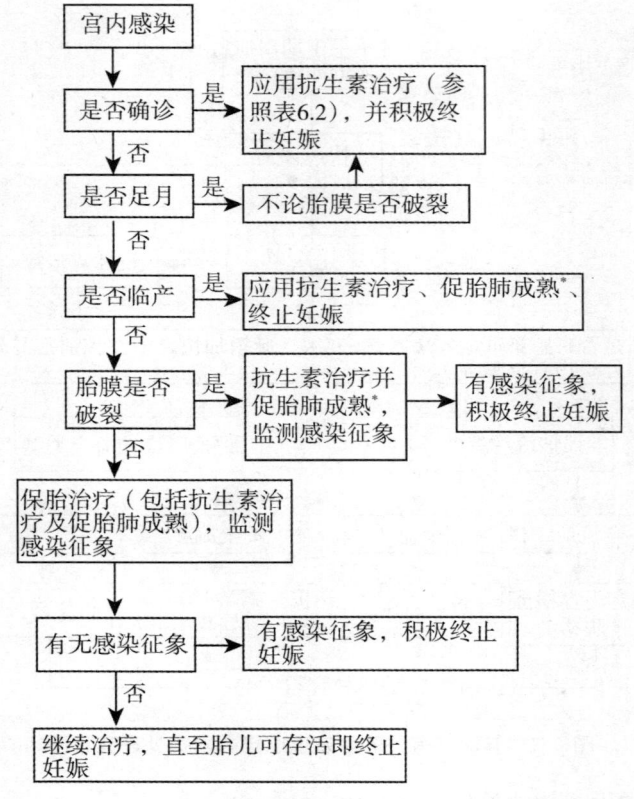

图 6.3　宫内感染处理流程图

＊针对妊娠＜34 周的孕妇，如孕妇妊娠≥34 周，除非羊水证实胎肺未成熟，不需进行促胎肺成熟。

四、产褥期感染处理流程

分娩后往往忽视对产妇的管理，如产后出现发热等情况，应在积极寻找产科情况的同时，按照图 6.4 及时发现并处理生殖道感染/性传播感染。

第六章 与妊娠有关的生殖道感染并发症处理

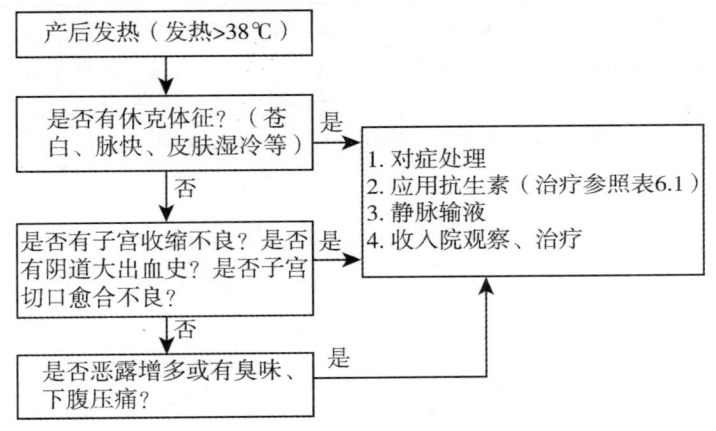

图 6.4　产褥期感染处理流程图

注：产后感染具体用药详见表 6.2

表 6.1　流产或分娩后感染的抗生素疗法

首选	替代方法（1）	替代方法（2）	替代方法（3）
以下 3 种药物均要使用	从各框中选择一种药物	使用以下两种药物	从以下各框中选择一种药物
静脉或肌注氨苄西林 2 g，然后每 6 小时 1 g	肌注头孢曲松 250mg，每天 1 次	静脉应用克林霉素 900 mg 每 8 小时 1 次	口服环丙沙星 500 mg，每天 2 次；或肌注大观霉素 1 g，每天 4 次
肌注庆大霉素 80 mg，每 8 小时 1 次	口服或静脉应用多西环素 100 mg，每天 2 次 或口服四环素 500mg，每天 4 次	静脉用庆大霉素 1.5 mg/kg 每 8 小时 1 次	口服或静脉用多西环素 100 mg，每天 2 次 或口服四环素 500mg，每天 4 次

续表

首选	替代方法（1）	替代方法（2）	替代方法（3）
以下3种药物均要使用	从各框中选择一种药物	使用以下两种药物	从以下各框中选择一种药物
口服或静脉应用甲硝唑 500 mg，每 8 小时 1 次	口服或静脉用甲硝唑 400～500 mg，每天 2 次；或口服或静脉用克林霉素 500 mg，每天 4 次	口服或静脉用甲硝唑 400～500 mg，每天 2 次	口服或静脉用甲硝唑 400～500 mg，每天 2 次 或口服或静脉用克林霉素 500 mg，每天 4 次

所有治疗方案应在患者发热消退后继续使用 2 天

注：1. 应告诫服用甲硝唑的患者禁止饮酒。
2. 使用喹诺酮时需考虑淋病奈瑟菌的耐药性。

表 6.2 胎膜早破等的抗生素疗法

方法 1. 母体无感染征象时选择	方法 2. 母体有感染征象时（发热、分泌物恶臭）时选择
从以下各框中选择一种药物	以下 3 种药物均要选择，且较便宜，但要注意药物毒副反应；若无法使用，可考虑使用能覆盖革兰阳性菌、革兰阴性菌、厌氧菌及衣原体的抗生素
单剂口服头孢克肟 400 mg，或肌注头孢曲松 125～250mg	静脉或肌注氨苄西林 2g，然后每 6 小时 1g
口服红霉素 7 天，每天 4 次，每次 500 mg；或单剂口服阿奇霉素 1 g	肌注庆大霉素 8 万单位，每 8 小时 1 次
单剂口服甲硝唑 2 g	静脉输入甲硝唑 500mg，每 8 小时 1 次

注：1. 因与药物相关的肝毒性，孕期禁用红霉素丙酸酯；只可用红霉素碱或红霉素琥乙酯。由于很多地方淋病奈瑟菌对红霉素耐药，故在淋病常见的地方，推荐使用头孢克肟或头孢曲松。
2. 应告诫服用甲硝唑的患者禁止饮酒。
3. 甲硝唑服用 12～24 小时后可以继续哺乳。

第七章

生殖道感染常见疾病的处理

一、前庭大腺炎（Bartholinitis）

（一）诊断要点

1. 症状与体征

（1）患侧外阴局部红、肿、热、痛，腺管开口处充血，脓肿形成时局部有波动感，并可见脓液自腺管口流出。

（2）可有发热。

（3）脓肿自行破溃时有脓液流出。

（4）脓液流出不畅、炎症持续不退时可反复急性发作。

2. 辅助检查

从病变部位取标本作细菌（包括淋菌）及沙眼衣原体等病原学检查。

（二）处理

1. 急性期应休息。局部 1∶5000 高锰酸钾坐浴；并应用针对性抗生素（参照表 5.2，同时加用口服甲硝唑）。

2. 有脓肿时切开引流，可同时作前庭大腺造口术。

3. 慢性前庭大腺囊肿时做囊肿造口术。

二、滴虫性阴道炎（trichomonal vaginitis）

（一）诊断要点

1. 症状和体征　主要经性接触直接传播，也可间接传播。

（1）阴道分泌物增多，呈泡沫样；若合并其他细菌感染，则阴道分泌物可呈脓性。

(2) 外阴瘙痒。

(3) 外阴、阴道口充血、灼热感，可见阴道黏膜有散在红色斑点。

2. 辅助检查　阴道分泌物 pH≥4.5，阴道清洁度Ⅲ度。

(1) 悬滴法：在阴道分泌物中找到阴道毛滴虫，但其敏感性仅为 60%~70%，且需要立即检查湿片以获得最佳效果。

(2) 培养法：最为敏感及特异的诊断方法，准确率达 98%。对于临床可疑而悬滴法结果阴性的女性，可做滴虫培养。

3. 鉴别诊断　需与外阴阴道假丝酵母菌病、老年性外阴阴道炎、下生殖道淋病及沙眼衣原体感染相鉴别。

(二) 处理

1. 注意卫生，避免无保护性交。

2. 性伴需同时治疗。

3. 首选单次、大剂量甲硝唑或替硝唑方案治疗，大剂量顿服优于局部用药。

(1) 推荐方案：

全身用药——甲硝唑，2 g，单次口服；或 替硝唑，2 g，单次口服。

(2) 替代方案：

全身用药——甲硝唑，400mg，口服，2 次/天，共 7 天。

注意事项：患者服用甲硝唑 24 小时内或在服用替硝唑 72 小时内应禁酒。

4. 妊娠期　甲硝唑 400mg，1 日 2 次，口服，共 7 日。孕早期慎用，孕中晚期应在病人知情同意下使用。

5. 哺乳期　服用甲硝唑者，服药后 12~24 小时内避免哺乳，以减少甲硝唑对婴儿的影响；服用替硝唑者，服药后 3 天内避免哺乳。

6. 随访　治疗后无临床症状者不需随访。

三、外阴阴道念珠菌病（也称外阴阴道假丝酵母菌病，vulvovaginal candidiasis，VVC）

（一）诊断要点

1. 症状和体征

（1）阴部瘙痒、灼痛或性交痛，排尿痛。

（2）阴道分泌物增多，呈凝乳块或豆渣样。

（3）妇科检查可见外阴充血、水肿或皮肤皲裂、表浅糜烂、溃疡，小阴唇内侧及阴道黏膜附着白色膜状物，擦净后见黏膜红肿。

2. 辅助检查

（1）悬滴法：10%KOH 镜检，菌丝阳性率 70%～80%。生理盐水法阳性率低，不推荐。

（2）涂片法：革兰染色法镜检，菌丝阳性率 70%～80%。

（3）培养法：RVVC 或有症状但多次显微镜检查阴性者，应采用培养法诊断，同时进行药物敏感试验。

3. VVC 临床分类

分为单纯性 VVC 和复杂性 VVC。

（1）单纯性 VVC 是指正常非孕宿主发生的、散发、由白假丝酵母菌所致的轻或中度 VVC。

（2）复杂性 VVC 包括：复发性 VVC、重度 VVC、妊娠期 VVC、非白假丝酵母菌所致的 VVC 或宿主为未控制的糖尿病、免疫低下者。其中，重度 VVC 是指临床症状严重，外阴或阴道皮肤黏膜有破损，按 VVC 评分标准（详见表 7.1），评分≥7 分为重度 VVC。复发性 VVC 是指有症状性 VVC 发作 4 次或 4 次以上。

表 7.1 VVC 的评分标准

评分项目	0	1	2	3
瘙痒	无	偶有发作，可被忽略	能引起重视	持续发作，坐立不安
疼痛	无	轻	中	重
充血、水肿	无	轻	中	重
抓痕、皲裂、糜烂	无	—	—	有
分泌物量	无	较正常稍多	量多，无溢出	量多，有溢出

（二）处理

1. 治疗原则

（1）积极去除 VVC 的诱因；

（2）规范化应用抗真菌药物，首次发作或首次就诊是规范化治疗的关键时期；

（3）性伴无需常规治疗；RVVC 患者的性伴侣应同时检查，必要时给予治疗；

（4）不常规进行阴道冲洗；

（5）VVC 急性期间避免性生活或性交时使用安全套；

（6）同时治疗其他性传播感染；

（7）强调治疗的个体化；

（8）长期口服抗真菌药物要注意监测肝、肾功能及其他有关毒副作用。

2. 抗真菌治疗

（1）治疗方法包括阴道用药和口服用药两种；

（2）治疗方案

单纯性 VVC

下列方案任选一种，具体方案如下：

阴道用药
- 咪康唑软胶囊 1200mg，单次用药。
- 咪康唑栓/软胶囊 400mg，每晚 1 次，共 3 日。
- 咪康唑栓 200mg，每晚 1 次，共 7 日。
- 克霉唑栓/片 500mg，单次用药。
- 克霉唑栓 100mg，每晚 1 次，共 7 日。
- 制霉菌素泡腾片 10 万 U，每晚 1 次，共 14 日。
- 制霉菌素片 50 万 U，每晚 1 次，共 14 日。

口服用药
- 氟康唑：150mg，顿服，共 1 次。

重度 VVC

应在治疗单纯性 VVC 方案基础上，延长疗程。症状严重者，局部应用低浓度糖皮质激素软膏或唑类霜剂。
- 氟康唑：150mg，顿服，第 1、4 天应用。

其他可以选择的药物还有伊曲康唑等，但在治疗重度 VVC 时，建议 5~7 天的疗程。

妊娠期 VVC

早孕期权衡利弊慎用药物。选择对胎儿无害的唑类阴道用药，而不选用口服抗真菌药物治疗。具体方案同单纯性 VVC，但长疗程方案疗效会优于短疗程方案。

复发性 VVC

治疗原则包括强化治疗和巩固治疗。根据培养和药物敏感试验选择药物。在强化治疗达到真菌学治愈后，给予巩固治疗至半年。下述方案仅供参考：

强化治疗：治疗至真菌学转阴。具体方案如下：
- 口服用药：

    氟康唑 150mg，顿服，第 1、4、7 天应用。
- 阴道用药

咪康唑栓/软胶囊 400mg，每晚 1 次，共 6 日。
咪康唑栓 1200mg，第 1、4、7 天应用。
克霉唑栓/片 500mg，第 1、4、7 天应用。
克霉唑栓 100mg，每晚 1 次，7～14 日。

巩固治疗：目前国内、外没有较为成熟的方案，建议对每月规律性发作一次者，可在每次发作前预防用药一次，连续 6 个月。对无规律发作者，可采用每周用药一次，预防发作，连续 6 个月。对于长期应用抗真菌药物者，应检测肝肾功能。

(3) 随诊：症状持续存在或 2 个月内再发作者应进行随访。对 RVVC 在治疗结束后 7～14 天、1 个月、3 个月和 6 个月各随访 1 次，3 个月及 6 个月时建议同时进行真菌培养。

四、细菌性阴道病（bacterial vaginosis，BV）

(一) 诊断要点

1. 症状和体征

(1) 大约半数 BV 患者无临床症状；

(2) 有症状者可表现为白带增多伴腥臭味；

(3) 体检见外阴阴道黏膜无明显充血等炎性反应，阴道分泌物均质稀薄检查见有灰白色均匀一致阴道分泌物贴附于阴道壁。

2. 辅助检查

(1) 清洁度 I 度；

(2) pH 值测定：用精密 pH 试纸（pH 3.8～5.4）直接浸于刮板上阴道分泌物中，即刻取出，30 秒钟后读取 pH 值>4.5；

(3) 胺试验：在阴道分泌物中加 2 滴 10% 的氢氧化钾，出现氨味者为试验阳性；

(4) 线索细胞检查阳性。

3. 诊断标准

下述四项指标中具备 3 项或以上者诊断为细菌性阴道病。其中线索细胞阳性为必备。

(1) 阴道分泌物增多;

(2) 阴道 pH>4.5;

(3) 线索细胞阳性;

(4) 胺臭试验阳性。

有条件者可采用阴道涂片 Nugent 评分诊断(表 7.2)。

表 7.2 革兰染色 Nugent 评分标准

每个油镜视野定量			分值	
菌体数	定量	乳杆菌	阴道加德纳菌/类杆菌	染色不定弯曲小杆菌
>30	4+	0	4	2
6~30	3+	1	3	2
1~5	2+	2	2	1
<1	1+	3	1	1
0	0	4	0	0

注:按每 10 个油镜视野所观察到的每种细菌的平均数量进行计算和分值分配。总分值是 4 种细菌分值的总和。正常:1~3 分,BV:7~10 分。

(二) 处理

1. 治疗指征 有症状患者、妇科和产科手术前患者、无症状孕妇。

2. 具体方案

(1) 首选方案:甲硝唑 400mg,口服,每日 2 次,共 7 天;或甲硝唑阴道栓(片)200mg,每日 1 次,共 5~7 天;

或2%克林霉素软膏（5g），阴道上药，每晚1次，共7天。

（2）替换方案：克林霉素300mg，口服，每日2次，共7天。

可选用恢复阴道正常菌群的制剂。

3. 无须常规对患者的性伴进行治疗。

4. 妊娠期和哺乳期BV处理

（1）妊娠期：妊娠期应用甲硝唑需采用知情选择原则。妊娠期BV筛查：无需对全部孕妇进行BV筛查，对有早产高危因素的孕妇筛查BV，以便及早治疗BV和预防早产。

首选方案：甲硝唑400 mg，口服，每日2次，共7天。

替换方案：克林霉素300mg，口服，每日2次，共7天。

（2）哺乳期：选择局部用药，尽量避免全身用药。

5. 随访：治疗后若症状消失，无需随访。对妊娠合并BV需要随访治疗效果。

五、宫颈炎（cervicitis）

（一）诊断要点

出现如下两个特征性体征之一，且显微镜检查阴道分泌物白细胞增多，即可做出宫颈炎症的初步诊断。宫颈炎症诊断后，需进一步做衣原体及淋病奈瑟菌的检测。

1. 两个特征性体征，具备一个或两个同时具备：

（1）于宫颈管或宫颈管棉拭子标本上，肉眼见到脓性或黏液脓性分泌物。

（2）用棉拭子擦拭宫颈管时，容易诱发宫颈管内出血。

2. 白细胞检测：可检测宫颈管分泌物或阴道分泌物中的白细胞，后者需排除引起白细胞增高的阴道炎症。

（1）宫颈管脓性分泌物涂片作革兰染色，中性粒细胞＞30/高倍视野或

(2) 阴道分泌物湿片检查白细胞>10/高倍视野。

3. 病原体检测 应作衣原体及淋病奈瑟菌的检测,以及有无细菌性阴道病及滴虫阴道炎。

(二) 处理

1. 治疗策略

主要为抗生素药物治疗。对于获得病原体者,针对病原体选择抗生素。以下情况可选择经验性抗生素治疗:对于具有性传播疾病高危因素的患者,尤其是年龄<25岁、有新性伴或多性伴、未使用安全套的妇女,应使用针对沙眼衣原体的经验性抗生素治疗;对低龄和易患淋病者,使用针对淋菌的经验性抗生素治疗;对病原体不清楚的患者可采用广谱经验性抗生素治疗。包括需氧菌、厌氧菌、衣原体(或淋菌)、支原体等。

2. 用药方案

(1) 单纯淋病奈瑟菌性宫颈炎 详见淋病节。

(2) 沙眼衣原体性宫颈炎 详见泌尿/生殖道沙眼衣原体感染节。

(3) 对于合并细菌性阴道病者,同时治疗细菌性阴道病,否则将导致宫颈炎持续存在。

六、盆腔炎性疾病 (Pelvic inflammatory disease, PID)

(一) 诊断要点

PID 的临床表现各异,因此其诊断通常依据临床症状、体征和实验室检查。在性活跃女性及其他患性传播感染危险患者,如满足以下条件又无其他病因,应开始 PID 经验治疗。

1. 最低诊断标准

(1) 子宫压痛;或

(2) 附件压痛;或

(3) 宫颈举痛。

2. 支持PID诊断的附加条件

(1) 口腔温度≥38.3℃；

(2) 宫颈或阴道黏液脓性分泌物；

(3) 阴道分泌物显微镜检查有白细胞增多；

(4) 红细胞深降率加快；

(5) C-反应蛋白水平升高；

(6) 实验室检查证实有宫颈淋病奈瑟菌或沙眼衣原体感染。

3. PID的最特异标准

(1) 子宫内膜活检显示有子宫内膜炎的病理组织学证据；

(2) 经阴道超声检查或核磁共振显像技术显示输卵管管壁增厚、管腔积液，可伴有盆腔游离液体或输卵管卵巢包块；

(3) 腹腔镜检查结果符合PID表现。

(二) 治疗

1. 原则 以抗生素抗感染治疗为主，必要时行手术治疗。根据经验选择广谱抗生素覆盖可能的病原体，包括淋病奈瑟菌、沙眼衣原体、支原体、厌氧菌和需氧菌等。

2. 具体方案

静脉给药：临床症状改善后继续静脉给药至少24h，然后转为口服药物治疗，共持续14天。

(1) 静脉给药A方案：

头孢替坦2g，静滴，1次/12小时；或头孢西丁2g，静滴，1次/6小时。加用：

多西环素100mg，口服，1次/12小时（或米诺环素100mg，口服，1次/12小时）；或阿奇霉素0.5g，静滴或口服，1次/天。

(2) 静脉给药B方案：

克林霉素900mg，静滴，1次/8小时，加用庆大霉素负荷剂量（2mg/kg），静滴或肌注，维持剂量（1.5mg/kg），1次/8小时；也可采用每日1次给药。

(3) 静脉给药替代方案：

1) 氧氟沙星400mg，静滴，1次/12小时，加用甲硝唑500mg，静滴，1次/8小时；

或：左氧氟沙星500mg，静滴，1次/天，加用甲硝唑500mg，静滴，1次/8小时；

或：莫西沙星400mg，静滴，1次/天。

2) 氨苄西林/舒巴坦3g，静滴，1次/6小时，加用：多西环素100mg，口服，1次/12小时，或米诺环素100mg，口服，1次/12小时；或阿奇霉素0.5g，静滴或口服，1次/天。

非静脉药物治疗：

(1) 非静脉药物治疗A方案：

氧氟沙星400mg，口服，2次/天，加用甲硝唑500mg，口服，2次/天，共14天；

或：左氧氟沙星500mg，口服，1次/天，加用甲硝唑500mg，口服，2次/天，共14天；

或：莫西沙星400mg，口服，1次/天，共14天。

(2) 非静脉给药治疗B方案：

头孢曲松250mg肌注，单次给药；

或：头孢西丁2g，肌注，加丙磺舒1g，口服，均单次给药；

或：其他三代头孢类药物，例如头孢唑肟、头孢噻肟等非静脉外给药。

加用：多西环素100mg，口服，1次/12小时；

或：米诺环素100mg，口服，1次/12小时；

或：阿奇霉素0.5g，口服，1次/天，共14天。

可加用：甲硝唑500mg，口服，2次/天，共14天。

3. 手术治疗

指征

(1) 药物治疗无效：输卵管卵巢脓肿或盆腔脓肿经药物治疗48～72小时，体温持续不降，患者中毒症状加重或包块增大者。

(2) 脓肿持续存在：经药物治疗病情有好转，继续控制炎症数日（2～3周），包块仍未消失但已局限化。

(3) 脓肿破裂：突然腹痛加剧，寒战、高热、恶心、呕吐、腹胀，检查腹部拒按或有中毒性休克表现，应怀疑脓肿破裂。

手术范围

经腹手术或腹腔镜手术。手术范围应根据病变范围、患者年龄、一般状态等全面考虑。原则以切除病灶为主。年轻妇女应尽量保留卵巢功能，以采用保守性手术为主；年龄大、双侧附件受累或附件脓肿屡次发作者，行全子宫及双附件切除术；对极度衰弱危重患者的手术范围须按具体情况决定。若盆腔脓肿位置低、突向阴道后穹隆时，可经阴道切开排脓，同时注入抗生素。

（三）随访

应在治疗3天随访。在此期间病情无好转的患者需住院治疗，进一步检查以及手术治疗。建议对于沙眼衣原体和淋病奈瑟菌感染的PID患者，还应在治疗结束后4～6周时重新筛查上述病原体。

（四）性伴的治疗

无论PID患者的病原体如何，均应建议患者的性伴进行STI的检测和治疗。在女性PID患者治疗期间应避免无保护屏障（避孕套）的性交。

（五）预防

沙眼衣原体感染筛查和高危妇女的治疗能有效降低PID

的发病率。对高危妇女的宫颈分泌物筛查可以预防大部分 PID 的发生。

（六）妊娠期 PID

由于妊娠期 PID 会增加孕产妇死亡、死胎、早产的风险，可疑 PID 的妊娠妇女都建议住院接受静脉抗生素治疗。

七、淋病（gonorrhea）

（一）诊断要点

1. 无合并症淋病（单纯性淋病）

（1）有不洁性接触史、配偶感染史，或新生儿的母亲有淋病史等。

（2）一般在感染后 3~5 天发病。

（3）有尿频、尿急、尿痛、尿道口红肿、烧灼感，排出黏稠的深黄色脓液。个别病人还会出现全身症状。

（4）女性病人自觉症状为阴道分泌物增多、阴道口有脓性分泌物排出，外阴瘙痒，阴道烧灼感等。检查可见阴道口及舟状窝充血，水肿，子宫颈口充血，糜烂，以手指从阴道壁向上压迫尿道时，还可见尿道旁腺开口处有脓性分泌物外溢。

（5）女童淋病，表现为弥漫性阴道炎继发外阴炎。临床上可见阴道、尿道、会阴部红肿，可出现糜烂和溃疡，疼痛，阴道有脓性分泌物，排尿困难。

（6）淋病奈瑟菌涂片检查：从男性患者尿道涂片观察到典型的细胞内革兰阴性双球菌。女性患者检出率低，应同时作细菌培养。

（7）培养：从临床标本中分离到形态典型，氧化酶试验阳性的菌落，取典型菌落作涂片检查，可见革兰阴性双球菌。

2. 有合并症淋病

（1）男性淋病合并症

- 淋菌性前列腺炎：临床表现有发热、尿痛、尿频、尿急，会阴胀痛，肛检前列腺有明显压痛和肿大。前列腺分泌物中有大量脓细胞、卵磷脂减少，镜检和培养可查到淋病奈瑟菌。

- 淋菌性附睾炎、睾丸炎：发病急，初起时阴囊或睾丸有牵引痛，进行性加重，且向腹股沟处扩散，有全身症状，体温可升高至40℃，检查可见附睾、睾丸肿大、压痛，病情严重时可触及肿大的精索及腹股沟淋巴结。病人由于睾丸病变疼痛而叉腿行走。

- 其他合并症：还可并发尿道旁腺炎、尿道周围脓肿、蜂窝织炎、海绵体炎、淋菌性龟头炎或龟头包皮炎。

（2）女性淋病合并症

- 淋菌性盆腔炎：包括淋菌性输卵管炎、子宫内膜炎、输卵管卵巢脓肿、腹膜炎等。多数病人有阴道分泌物多，且为脓性或血性，全身症状明显，如畏寒、发热、头痛、厌食、恶心呕吐及双下腹痛。检查可见下腹压痛和肌紧张、尿道、前庭大腺、宫颈等处有脓性分泌物。

- 淋菌性前庭大腺炎：前庭大腺红肿、疼痛，腺体开口处有脓性分泌物，大阴唇下1/2肿胀明显，还可伴有全身症状和腹股沟淋巴结肿大。

3. 泌尿生殖器外的淋病

（1）淋菌性结膜炎：新生儿多数是经患淋病母亲产道分娩时感染，多为双侧性。而成人淋菌性结膜炎多为自我感染或密切接触被分泌物污染的物品所致，多为单侧。临床表现为睑结膜充血水肿、有较多黄白色脓性分泌物自眼睑漏出，故又称"脓漏眼"，分泌物检查淋病奈瑟菌阳性，治疗不及时可导致失明。

（2）淋菌性咽炎：主要由于口—生殖器性交所致。表现为咽部疼痛，灼热，吞咽困难。查体咽黏膜充血，扁桃体红肿，有脓性分泌物附于咽壁。咽分泌物淋病奈瑟菌检查阳性。

（3）淋菌性直肠炎：表现为肛门瘙痒、疼痛或坠胀感，排便时加重，有脓性分泌物排出。查体可见肛管及直肠黏膜充血肿胀，糜烂，渗血。

4. 播散性淋病

（1）临床表现有高热、寒战、关节疼痛，皮疹等。

（2）关节疼痛好发于膝、肘、腕等关节，局部肿胀，关节腔内积液，关节活动受限，即为淋菌性关节炎。

（3）肢端有皮疹，初起为小红丘疹、红斑，继而出现水疱或脓疱，即淋菌性脓疱病的改变，抽取脓液可查到淋病奈瑟菌。

（4）可引起严重的并发症，如淋菌性脑膜炎、心内膜炎、心包炎、心肌炎等。

（二）鉴别诊断

1. 需与男性淋病相鉴别的疾病有：泌尿/生殖道沙眼衣原体感染、非特异性尿道炎等。

2. 需与女性淋病相鉴别的疾病有：泌尿/生殖道沙眼衣原体感染、外阴阴道念珠菌病、滴虫性阴道炎、细菌性阴道病等。

（三）治疗

1. 治疗原则

（1）早期诊断、早期治疗；

（2）及时、足量、规则治疗；

（3）不同病情采用不同的治疗方案；

（4）性伴应同时治疗；

（5）若不能除外沙眼衣原体感染者，应加服抗沙眼衣原体药物。

2. 治疗方案：可选用下列之一方法治疗
(1) 淋菌性尿道炎、宫颈炎、直肠炎
- 头孢曲松 250mg，1 次肌注；或
- 大观霉素 2g（宫颈炎 4g），1 次肌注。

(2) 淋菌性咽炎
- 头孢曲松 250mg，1 次肌注。

(3) 淋菌性眼炎
- 新生儿：

头孢曲松 25～50mg/kg（单剂不超过 125mg），静脉或肌肉注射，1 次/日，连续 7 天。或

大观霉素 40mg/kg 肌肉注射，1 次/日，连续 7 天。
- 成人：

头孢曲松 1g，肌注，1 次/日，连续 7 天。或

大观霉素 2g，肌注，1 次/日，连续 7 天。

同时应用生理盐水冲洗眼部，每小时 1 次。

(4) 妊娠期淋病
- 头孢曲松 250mg，1 次肌注；或
- 大观霉素 4g，1 次肌注。

(5) 儿童淋病
- 头孢曲松 125mg，1 次肌注；或
- 大观霉素 40mg/kg，1 次肌注；
- 体重大于 45 kg 者按成人方案治疗。

(6) 淋菌性附睾炎、睾丸炎
- 头孢曲松 250～500mg，1 次/日，肌注，连续 10 天；或
- 大观霉素 2g，1 次/日，肌注，连续 10 天。

(7) 淋菌性盆腔炎
- 头孢曲松 500mg，1 次/日，肌注，连续 10 天；或
- 大观霉素 2g，1 次/日，肌注，连续 10 天；

● 应加服甲硝唑 400mg，2 次/日，口服，连续 10 天或多西环素 100mg，2 次/日，口服，连服 10 天。

(8) 播散性淋病

● 头孢曲松 1g 肌注或静脉注射，连续 10 天以上；或

● 大观霉素 2g 肌注，2 次/日，连续 10 天以上。

淋菌性脑膜炎疗程 2 周，心内膜炎疗程 4 周以上。

八、泌尿/生殖道沙眼衣原体感染（chlamydia trachomatis）

(一) 诊断要点

(1) 有不洁性接触史或配偶感染史。

(2) 潜伏期平均 1～3 周。

(3) 男性主要表现为尿道刺痒感，可伴有轻重不等的尿急、尿痛和排尿困难，尿道口可见少量黏液样分泌物，症状较淋病轻，长时间不排尿或晨起首次排尿前有时可见到逸出尿道口的分泌物污染内裤，结成糨糊状可封住尿道口。检查时尿道口有轻度红肿，少量分泌物。

(4) 女性有轻度尿急、尿痛等尿道炎症状，但主要为宫颈炎表现。宫颈充血、水肿、触之易出血、黄色黏液脓性分泌物以及下腹部不适等症状。但也有相当数量的病人症状轻微或无任何临床症状。

(5) 如不及时治疗可引起附睾炎、前列腺炎和尿道狭窄、急性输卵管炎、子宫内膜炎、不孕症、异位妊娠等合并症。

(6) 新生儿眼炎：通过产道发生眼部感染，出生后 1～2 周出现眼部的黏液脓性分泌物，如不及时治疗可变成慢性，经常反复发作导致瘢痕形成，严重者可丧失视力。

(7) 男性尿道分泌物革兰染色涂片检查可见中性粒细胞，在油镜（10×100 倍）下平均每视野≥5 个为阳性。晨尿（前段尿 15ml）沉淀物在高倍镜（10×40 倍）视野下，平均每视

野≥15个中性粒细胞有诊断意义。

（8）女性宫颈黏液脓性分泌物，在油镜（10×100倍）下平均每视野中性粒细胞＞10个有诊断意义。

（9）沙眼衣原体检测：用免疫酶标方法和免疫荧光方法等测定衣原体抗原呈阳性。

（10）涂片、培养检查淋病奈瑟菌阴性。

（二）鉴别诊断

需与淋病、外阴阴道念珠菌病、滴虫阴道炎、细菌性阴道病等疾病鉴别。

（三）治疗

1. 初发病例

（1）阿奇霉素1g，1次顿服，需在饭前1小时或饭后2小时服用；或

（2）多西环素100mg，口服，2次/日，连服7～10天；或

（3）红霉素500mg，口服，4次/日，连服7天；或

（4）琥乙红霉素800mg，口服，4次/日，连服7天；或

（5）氧氟沙星300mg，口服，2次/日，连服7天；或

（6）米诺环素100mg，口服，2次/日。连服10天。

2. 复发性或持续性病例

（1）甲硝唑2g单次口服，加红霉素碱500mg，口服，4次/日，共7天；或

（2）琥乙红霉素800mg，口服，4次/日，连服7天。

3. 孕妇病例：禁用多西环素和氧氟沙星

（1）阿奇霉素1g，1次顿服；或

（2）红霉素500mg，口服，4次/日，共7天；或

（3）红霉素250mg，口服，4次/日，共14天；或

（4）琥乙红霉素800mg，口服，4次/日，共7天。

4. 新生儿沙眼衣原体眼结膜炎

(1) 红霉素干糖浆粉剂，剂量每日为 50mg/kg，分 4 次口服，连服 2 周。如有效，再延长 1～2 周；

(2) 0.5%红霉素眼膏或 1%四环素眼膏，出生后立即滴入眼中有一定的预防沙眼衣原体感染的作用。

九、梅毒（syphilis）

一期梅毒

(一) 诊断要点

1. 接触史　有不洁性接触史、配偶感染史。

2. 潜伏期　一般为 2～4 周。

3. 硬下疳　为直径 1～2cm、圆形或椭圆形、边缘稍隆起、中心呈肉红色的糜烂面或浅在溃疡，疮面清洁，分泌物少，周围及基底浸润，触诊时有软骨硬度。不痛不痒，一般单发，也可多发。多见于外生殖器，也可见于肛门、宫颈、口唇、舌、咽、乳房、手指等部位。

4. 患部近卫淋巴结可肿大，常为数个，大小不等，质硬，不粘连，不破溃，无痛感。

5. 实验室检查　暗视野显微镜检查硬下疳损害或淋巴结穿刺液可查见梅毒螺旋体；部分患者梅毒血清学试验可阳性。

(二) 鉴别诊断

需与软下疳、生殖器疱疹、固定性药疹等疾病鉴别。

二期梅毒

(一) 诊断要点

1. 接触史　有不洁性接触史、配偶感染史或间接感染史（如输血等），可有一期梅毒史。

2. 感染后在 2 年以内发病者，一般发生在感染后 7～10 周或硬下疳出现后 6～8 周。

3. 皮疹具多形性，包括斑疹、斑丘疹、丘疹、鳞屑性皮疹等，常泛发对称，掌跖易见暗红色或淡褐色环状脱屑性斑疹或斑丘疹。外生殖器及肛周皮疹多为湿丘疹或扁平湿疣等，不痛，可有轻痒。头部可出现虫蚀状脱发。二期复发梅毒皮损局限，数目较少，可见环形、弧形或匐形性皮损。

4. 口腔可发生黏膜斑。

5. 可有轻微不适及全身浅表淋巴结肿大。

6. 可出现骨关节、眼、神经系统及内脏等损害。

7. 暗视野显微镜检查：扁平湿疣、湿丘疹及黏膜斑可查见梅毒螺旋体。

8. 梅毒血清学试验：梅毒血清学试验包括非梅毒螺旋体抗原试验（RPR 和 VDRL）和梅毒螺旋体抗原试验（TPHA、TPPA 和 FTA-ABS）均为阳性。

（二）鉴别诊断

需与玫瑰糠疹、多形性红斑、银屑病、副银屑病、扁平苔藓、尖锐湿疣、斑秃等鉴别。

晚期梅毒（三期梅毒）

（一）诊断要点

1. 接触史 有不洁性接触史、配偶感染史或间接感染史。可有一期或二期梅毒史。病期在 2 年以上。

2. 常见结节性皮疹，近关节结节，皮肤、黏膜、骨骼树胶样肿及骨膜炎、骨髓炎等，对组织破坏性较大。

3. 心血管系统梅毒以单纯性主动脉炎、主动脉瓣闭锁不全、主动脉瘤及冠状动脉病变多见。

4. 眼梅毒主要为虹膜睫状体炎、视网膜炎及间质性角膜炎等。

5. 梅毒血清学试验 非梅毒螺旋体抗原试验大多为阳性，亦可阴性；梅毒螺旋体抗原试验为阳性。

6. 组织病理检查　真皮及皮下组织有浆细胞、上皮样细胞及淋巴细胞等构成的肉芽肿性浸润，含血管较多，并常有多核巨细胞存在。

（二）鉴别诊断

需与慢性小腿溃疡、皮肤结核、孢子丝菌病、基底细胞上皮瘤等相鉴别。

【潜伏梅毒（隐性梅毒）】

诊断要点

1. 接触史：有不洁性接触史、配偶感染史或间接感染史。可有各期梅毒史，也可有不规则治疗史；

2. 目前无任何梅毒的临床症状和体征；

3. 非梅毒螺旋体抗原试验 2 次以上阳性和梅毒螺旋体抗原试验阳性；

4. 脑脊液检查阴性；

5. 感染在 2 年以内者为早期潜伏梅毒，2 年以上者为晚期潜伏梅毒。

治疗后随访：

梅毒经充分治疗，应随访 2～3 年。第 1 年每 3 个月复查 1 次，以后每半年复查 1 次，包括临床和血清（非螺旋体抗原试验）。神经梅毒要随访 CSF，每半年 1 次，直至 CSF 完全转为正常。如在治疗后 6 个月内血清滴度不下降 4 倍，应视为治疗失败，或再感染，除需加倍重新治疗外，还应考虑是否需要作脑脊液检查，以观察神经系统有无梅毒感染。一期梅毒在 1 年以内、二期梅毒在 2 年以内转阴均属正常。

妊娠期梅毒及先天梅毒

一、妊娠期梅毒

1. 诊断要点

■ 所有妊娠期妇女均应进行梅毒检测，尽量在孕早期及早诊断。
- 妊娠期梅毒的诊断同成人。

2. 治疗

应当为梅毒感染孕妇提供规范（全程、足量）的治疗，以治疗孕妇的梅毒感染和减少梅毒母婴传播。根据孕妇流行病学史、临床表现和实验室检测结果对孕妇是否感染梅毒进行诊断，并对感染孕妇给予相应的规范治疗。对于孕早期发现的梅毒感染孕妇，应当在孕早期与孕晚期各提供1个疗程的抗梅毒治疗；对于孕中、晚期发现的感染孕妇，应当立刻给予2个疗程的抗梅毒治疗，2个治疗疗程之间需间隔4周以上（最少间隔2周），第2个疗程应当在孕晚期进行。对临产时发现的梅毒感染产妇也应当立即给予治疗。在孕妇治疗梅毒期间应当进行随访，若发现其再次感染或复发，应当立即再开始一个疗程的梅毒治疗。所有梅毒感染孕妇的性伴侣应进行梅毒血清学检测及梅毒治疗。

3. 妊娠梅毒孕妇所娩儿童的预防性治疗

应当对孕期未接受规范性治疗，包括孕期未接受全程、足量的青霉素治疗，接受非青霉素方案治疗或在分娩前1个月内才进行抗梅毒治疗的孕产妇所生儿童进行预防性治疗；对出生时非梅毒螺旋体抗原血清学试验阳性、滴度不高于母亲分娩前滴度的4倍且没有临床表现的儿童也需要进行预防性治疗。

4. 随访：妊娠梅毒每4周复查1次，如RPR滴度上升应重复治疗。分娩后的随访同成人。

二、妊娠梅毒孕产妇所娩新生儿的随访与先天梅毒感染状态监测

妊娠梅毒孕产妇所娩新生儿应及时随访，应进行症状检测及血清学检查，了解临床症状变化和血清学结果，以便及时发现先天梅毒儿，及时予以治疗。对出生时非梅毒螺旋体抗原血

清学试验阳性且滴度高于母亲分娩前滴度的 4 倍，或暗视野显微镜检测到梅毒螺旋体，或梅毒螺旋体 IgM 抗体检测阳性的儿童诊断为先天梅毒；对出生时非梅毒螺旋体抗原血清学试验阴性或出生时非梅毒螺旋体抗原血清学试验阳性、滴度低于母亲分娩前滴度的 4 倍的儿童进行随访，对随访过程中非梅毒螺旋体抗原血清学试验由阴转阳或滴度上升且有临床症状的儿童，或者随访至 18 月龄时梅毒螺旋体抗原血清学试验仍持续阳性的儿童亦诊断为先天梅毒。对出生时非梅毒螺旋体抗原血清学试验阳性、滴度低于母亲分娩前滴度的 4 倍但有先天梅毒临床症状的儿童，应当先给予规范的治疗并随访，18 月龄时梅毒螺旋体抗原血清学试验阳性者诊断为先天梅毒。检测流程见图 3.7。

三、先天梅毒（胎传梅毒）

诊断要点

1. 生母为梅毒或潜伏梅毒患者。

2. 早期先天梅毒（2 岁以内）　相似获得性二期梅毒，但皮损常有水疱、红斑、丘疹、糜烂、皲裂等，可有梅毒鼻炎及喉炎，梅毒性骨软骨炎、骨炎及骨膜炎等，淋巴结及肝脾可肿大，可有贫血、血小板减少、消瘦、营养不良和发育迟缓等。

3. 晚期先天梅毒（2 岁以上）　相似获得性三期梅毒，以基质性角膜炎、赫秦生齿、鞍鼻、神经性耳聋等为较常见的特征，可出现皮肤、黏膜树胶肿及骨膜炎等。

4. 先天潜伏梅毒　除感染源于母体外，余同获得性潜伏梅毒。年龄小于 2 岁者为早期先天潜伏梅毒，大于 2 岁晚期先天潜伏梅毒。

5. X 线表现　长骨 X 线摄片干骺端呈溶骨性破坏，骨骺分离等特征性改变。

6. 暗视野显微镜检查　早期皮肤及黏膜损害中可查到梅

毒螺旋体。

7. 梅毒血清学试验阳性　婴儿血清 RPR 试验滴度高于母亲的 RPR 试验滴度 4 倍以上有诊断意义；19S－IgM－FTA－ABS 试验，有确诊价值。

8. 脑脊液检查　如出现白细胞计数或蛋白含量升高，或 VDRL 试验阳性，应考虑神经系统受累。

【神经梅毒】

诊断要点

1. 接触史　有不洁性接触史、配偶感染史或间接感染史。可有各期梅毒病史。

2. 以视觉或听觉症状、颅神经麻痹及脑膜炎、脊髓痨和麻痹性痴呆多见。

3. 也可为无神经系统表现而 CSF 出现异常的无症状神经梅毒。

4. 梅毒血清学试验阳性。

5. 脑脊液检查　白细胞计数或（和）蛋白异常。（白细胞数 $> 5 \times 10^6$ 个/L，蛋白质 > 500 mg/L）。脑脊液 VDRL 试验或 FTA‐ABS 试验呈阳性。

【治疗】

（一）治疗原则

1. 治疗越早效果越好；

2. 治疗必须规则、足量、足疗程；

3. 治疗后要经过足够时间定期追踪观察；

4. 传染源及其性伴必须同时接受检查和治疗。

（二）治疗方案

1. 早期梅毒（包括一期、二期及早期潜伏梅毒）

（1）苄星青霉素 G240 万 U，分两侧臀部肌注，1 次/周，共 2～3 次；或

(2) 普鲁卡因青霉素 G，80 万 U，1 次/日，肌注，连续 10~15 天，总量 800 万~1200 万 U。

(3) 青霉素过敏者：盐酸四环素 500mg，4 次/日，口服，连续 15 天；或多西环素 100mg，2 次/日，口服，连续 15 天；或红霉素，用法同盐酸四环素。

2. 晚期梅毒：包括三期皮肤、黏膜、骨骼梅毒，晚期潜伏梅毒或不能确定病期的潜伏梅毒及二期复发梅毒

(1) 苄星青霉素 G，240 万 U，分两侧臀部都肌注，1 次/周，连续 3 周，总量 720 万 U；或

(2) 普鲁卡因青霉素 G，80 万 U，1 次/日，肌注，连续 20 天为一疗程；也可根据病情，2 周后进行第 2 个疗程。

(3) 青霉素过敏者：盐酸四环素，500mg，4 次/日，口服，连续 30 天；或强力霉素 100mg，2 次/日，口服，连续 30 天；或红霉素，用法同四环素。

3. 心血管梅毒

(1) 应住院治疗，如有心力衰竭，应予以控制后，再开始抗梅治疗；

(2) 为避免吉海反应的发生，青霉素注射前一天口服泼尼松，每次 10mg，2 次/日，连续 3 天；

(3) 水剂青霉素 G，首日 10 万 U，1 次/日，肌注，次日 10 万 U，2 次/日，肌注；第 3 日 20 万 U，2 次/日，肌注；自第 4 日用普鲁卡因青霉素 G，80 万 U，肌注，1 次/日，连续 15 天为一疗程，总量 1200 万 U，共两个疗程，疗程间休药 2 周。必要时可增加疗程。

(4) 青霉素过敏者：盐酸四环素，500mg，4 次/日，口服，连续 30 天；或多西环素 100mg，口服，每日 2 次，连服 30 天；或红霉素，用法同四环素。

4. 神经梅毒

(1) 应住院治疗,为避免吉海反应,可在青霉素注射前 1 天口服泼尼松,每次 10mg,2 次/日,连续 3 天;

(2) 水剂青霉素 G,每日 1800 万~2400 万 U,静脉滴注,即每次 300 万~400 万 U,每 4 小时 1 次,连续 10~14 天;继以苄星青霉素 G 240 万 U,1 次/周,连续 3 次;或

(3) 普鲁卡因青霉素 G 240 万 U,1 次/日,同时口服丙磺舒每次 0.5g,每日 4 次,共 10~14 天;继以苄星青霉素 G 240 万 U,1 次/周,肌注,连续 3 次。

(4) 青霉素过敏:盐酸四环素 500mg,4 次/日,口服,连续 30 天;或多西环素 100mg,2 次/日,口服,连服 30 天;或红霉素,用法同盐酸四环素。

5. 妊娠梅毒

(1) 推荐方案。

普鲁卡因青霉素 G,80 万 U/日,肌内注射,连续 15 日;

苄星青霉素 240 万 U,分两侧臀部肌内注射,每周 1 次,共 3 次。

(2) 替代方案。

若没有青霉素,可用头孢曲松,1 克/日,肌内注射或静脉给药,连续 10 天;

青霉素过敏者:可用红霉素治疗(禁用四环素、多西环素),红霉素 500mg,每日 4 次,口服,连服 15 天。

(3) 梅毒感染孕产妇所生新生儿的预防性治疗方案。

出生后应用苄星青霉素 G,5 万 U/kg 体重,分双臀肌肉注射。

6. 先天梅毒(胎传梅毒)

(1) 脑脊液正常者

苄星青霉素 G,5 万 U/kg,1 次注射(分两侧臀肌)。

(2) 脑脊液异常者

水剂青霉素 G，每日 5 万 U/kg，分 2 次静脉滴注，连续 10～14 天；或普鲁卡因青霉素 G，每日 5 万 U/kg，肌注，连续 10～14 天。如无条件检查脑脊液者，可按脑脊液异常者治疗。

十、HPV 感染

育龄妇女 HPV 感染无论是高危（high risk，HR）亚型亦或是低危（low risk，LR）亚型感染均常见。有文献报道 HPV 感染率在 16～24 岁性活跃妇女中为 10%～30%，但大多为一过性感染，60%～80% 感染可在 1～2 年内自然清除。

（一）HPV 高危亚型感染

1. HPV 高危亚型主要包括：16、18、31、33、35、39、45、51、52、53、56、58、59、66、68 等。

2. HPV 分型检测可同时检测出 13～15 种高危亚型及数种低危亚型。

3. 处理：

（1）HPV 感染妇女目前尚无有效药物干预方法。

（2）对于 HPV 高危亚型持续感染者有发展为 CIN 可能，应注意随访。

（3）对于 HR-HPV 阳性妇女可 12 个月复查细胞学和 HR-HPV，如细胞学≥ASC-US 或 HR-HPV 阳性，转诊阴道镜检查；但对于 HPV16、18 亚型阳性妇女即使宫颈细胞学未见异常亦应转诊阴道镜检查。

（二）HPV 低危亚型感染——尖锐湿疣

临床上可见的尖锐湿疣（condyloma acuminata）可出现在 1% 的性活跃女性，80%～90% 由 HPV 低危亚型 6、11 感染引起。

1. 诊断要点

(1) 可有不洁性接触史、配偶感染史或间接感染史。

(2) 本病潜伏期长短不等，一般为1~8个月，一般为3个月。

(3) 通常无自觉症状，根据疣的生长部位和大小可有痒感、异物感、压迫感或疼痛。女性可有阴道分泌物增多。

(4) 表现多个粉红色、灰白色或灰褐色丘疹或乳头状、鸡冠状或菜花状突起的赘生物。少数呈巨大的乳头瘤样增殖型尖锐湿疣。

(5) 好发于皮肤和黏膜交界处，如男性及女性的生殖器、会阴或肛门周围，女性阴道、子宫颈也常见。偶见口腔、乳房、直肠等处。

(6) 组织病理检查：主要为假性上皮瘤样增生，颗粒层和棘细胞上部有明显空泡变性（凹空细胞）；有真皮水肿，毛细血管扩张，周围中等度慢性炎性细胞浸润。适用于诊断不确定、病情在治疗期间进展迅速或怀疑有恶变时进行。

2. 鉴别诊断

需与扁平湿疣、假性湿疣（又称绒毛状小阴唇）、生殖器癌、鲍温样丘疹病。

3. 治疗

治疗的目的主要基于美观方面的原因以及预防配偶感染。

(1) 局部药物治疗：目的在于去除疣体，同时注意保护周围的正常皮肤、黏膜。

• 0.5%足叶草毒素酊即0.5%鬼臼毒素酊，外用，2次/日，连用3日，间隔4日，为1疗程，可用1至3个疗程。妊娠期不愿终止妊娠者禁用。

• 50%三氯醋酸溶液外用1次，1周后复查，必要时重复1次。

• 5-氟尿嘧啶（5-Fu）软膏外用，每日1次，勿触及正常皮肤和黏膜。

● 咪喹莫特霜,为免疫调节剂,通过刺激局部产生干扰素及其他细胞因子而起作用。每周外用 3 次,用药 6~8 小时后清洗局部。妊娠期不愿终止妊娠者禁用。

(2) 物理疗法

尖锐湿疣有蒂且病灶较大者,适合物理疗法。

● 冷冻治疗:每 1~2 周重复 1 次,阴道的尖锐湿疣尤为适合。

● CO_2 激光:病灶较为广泛,对冷冻治疗无效者。

● 电凝或电灼术。

(3) 手术治疗

适用于单发或巨大尖锐湿疣。

(4) 妊娠期尖锐湿疣的处理

妊娠期尖锐湿疣发生率低,其主要危害是胎儿感染人乳头瘤病毒后,发生婴幼儿咽喉乳头瘤。治疗原则是不影响孕妇的健康为基础,妊娠期仅 HPV 阳性无临床症状者无需治疗。

● 对表浅、小的尖锐湿疣可用 50% 的三氯醋酸局部涂,每周 1 次;

● 对较大、多灶性者首选冷冻治疗,也可用激光或手术治疗;

● 生殖道尖锐湿疣非剖宫产指征,但尖锐湿疣梗阻产道或阴道分娩可导致大出血时选择剖宫产结束分娩;

● 新生儿无窒息者尽量不用器械清理呼吸道,新生儿应彻底洗澡。

十一、生殖器疱疹 (genital herpes)

(一) 诊断要点

1. 原发性生殖器疱疹

(1) 潜伏期 3～14 天。

(2) 外生殖器或肛门周围有群簇或散在的小水疱，2～4 天后破溃形成糜烂或溃疡，自觉痒或疼痛。

(3) 腹股沟淋巴结常肿大，有压痛。

(4) 患者常有发热、头痛、乏力等全身症状。

(5) 病程约 2～3 周。

2. 复发性生殖器疱疹

原发皮损消退后皮疹反复发作，较原发性的皮损轻，病程短。

(1) 起疹前局部有烧灼感，针刺感或感觉异常；

(2) 外生殖器或肛门周围群簇小水疱，很快破溃形成糜烂或浅溃疡，自觉症状较轻；

(3) 病程 7～10 天。

3. 实验室检查

有条件和必要时作下列检查：

(1) 细胞学检查（Tzanck 涂片）：以玻片在疱底作印片，Wright 染色或 Giemsa 染色，显微镜下可见到具特征性的多核巨细胞或核内病毒包涵体，但是细胞学检查的敏感性和特异性均不理想；

(2) 病毒抗原检测：从皮损处取标本，以单克隆抗体直接荧光法或酶联免疫吸附法（ELISA）检测单纯疱疹病毒抗原；

(3) 病毒培养：从皮损处取标本作病毒培养，有单纯疱疹病毒生长为阳性，由于生殖道疱疹患者是间歇性排毒，因此阴性结果不能否定感染；

(4) 血清学检查：血清学检查主要用于与 HSV 感染者有过接触的高危人群，对一般人群包括怀孕妇女进行筛查是不合适的。并且由于初次感染后抗体的形成需要 6 到 12 周，因此对这一时期 HSV 血清学试验结果的解释需要特别注意；

(5) PCR：临床试验显示其具有很高的敏感性，目前尚未获得美国 FDA 批准。

（二）鉴别诊断

需与固定型药疹、梅毒硬下疳、软下疳、带状疱疹相鉴别。必要时可取活检或做上述特异性检查。

（三）治疗

1. 原发性生殖器疱疹

(1) 阿昔洛韦 200mg，口服，5 次/日，连服 7～10 日；或

(2) 泛昔洛韦 250mg，口服，3 次/日，连服 7～10 日；或

(3) 伐昔洛韦 300mg，口服，2 次/日，连服 7～10 日。

(4) 局部治疗：保持患处清洁、干燥。皮损处可外涂 3% 阿昔洛韦霜、1% 喷昔洛韦霜、酞丁胺霜等。

2. 复发性生殖器疱疹

最好在出现前驱症状或损害出现 24 小时内开始治疗。

(1) 阿昔洛韦 200mg，口服，5 次/日，连服 5 日；或

(2) 泛昔洛韦 125～250mg，口服，3 次/日，连服 5 日；或

(3) 伐昔洛韦 300mg，口服，2 次/日，连服 5 日。

(4) 局部治疗：外涂 3% 阿昔洛韦霜、1% 喷昔洛韦霜、酞丁胺霜等。

3. 妊娠期感染：应分清原发还是复发，复发者症状轻。原发者生殖道单纯疱疹病毒感染胎儿的发生率为 30%～50%，妊娠早期感染者单纯疱疹病毒感染胎儿发生率更低，因此妊娠 20 周以前的单纯疱疹病毒不能仅仅根据血清学结果决定是否中止妊娠。而复发者的胎儿感染率仅为 1%～2%。

处理：核心是预防孕期胎儿感染和预防产时的新生儿感

染，包括支持治疗和抗病毒治疗。抗病毒治疗的安全性尚无定论，阿昔洛韦早孕期使用没有增加出生缺陷。妊娠晚期的原发生殖道疱疹抗病毒治疗可减少孕期生殖道疱疹复发从而降低剖宫产率。对孕期复发性生殖道疱疹的孕妇建议36周后，建议进行一次抗病毒治疗，以减少生殖道排毒。

（1）对分娩期的生殖器疱疹，生殖器有病灶者，如B超未发现胎儿畸形，未破膜或破膜在4小时以内，可剖宫产终止妊娠；

（2）已破膜4小时以上或为复发性者，可阴道分娩；

（3）即使生殖道有病灶，新生儿感染概率为5%～8%；

（4）剖宫产不能完全避免新生儿感染HSV，新生儿HSV感染中有20%～30%为剖宫产分娩。

4. 频繁复发患者（1年复发6次以上）

（1）阿昔洛韦400mg，口服，2次/日；或

（2）伐昔洛韦300mg，口服，1次/日；或

（3）泛昔洛韦125～250mg，口服，2次/日。

以上药物均需长期服用，一般服用4个月到1年。

5. 严重感染：指原发感染症状严重或皮损广泛者。

阿昔洛韦5～10 mg/kg，静脉点滴，每8小时1次，用5～7日或直至临床症状消退。

第四部分

附 录

附录 1

消毒与全面防护

为防止医源性感染，医务人员在临床工作中必须严格遵守消毒灭菌制度和无菌技术操作规程。

一、手部皮肤的清洁和消毒

洗手是杀死皮肤上细菌的最重要途径，医护人员在每次诊疗、护理病人前后和接触污染物品后，应严格按照手的卫生清洗规范及时进行手的清洗和（或）消毒，必要时戴手套。

（一）洗手设备

1. 病房及各诊疗科室应设有流动水洗手设施，开关采用脚踏式、肘式或感应式；

2. 肥皂应保持清洁、干燥，有条件的医院可用液体皂；

3. 可选用纸巾、风干机、擦手毛巾等擦干双手。擦手毛巾应保持清洁、干燥，每日消毒；

4. 不便于洗手时，应配备快速手消毒剂。

（二）洗手指征

1. 接触病人前后，特别是在接触伤口或破损的皮肤、黏膜前后；

2. 进行侵入性操作和无菌技术操作前后；

3. 接生前后；

4. 进入和离开隔离病房、ICU、母婴室、新生儿病房、烧伤病房、感染性疾病病房等重点部门时，戴口罩和穿脱隔离衣前后；

5. 接触血液、尿液、粪便、黏液或阴道体液和被污染的物品后；

6. 摘除手套后。

（三）洗手方法

用肥皂或其他清洁剂祛除污垢和细菌，肥皂泡沫认真揉搓掌心、指缝、手背、手指关节、指腹、指尖、拇指、腕部，时间不少于 10～15 分钟，用刷子或柔软的小棒清洁甲下，然后用流动水洗净。

（四）手消毒指征

1. 进入和离开隔离病房、穿脱隔离衣前后；
2. 接触血液、体液和被污染的物品后；
3. 接触特殊感染病原体后。

（五）手消毒方法

1. 用快速手消毒剂揉搓双手；
2. 用消毒剂浸泡双手。

（六）外科刷手

应用刷子蘸洗涤剂将指甲内污物刷净，并洗净双手臂，擦干，再用手消毒剂刷手或泡手。刷手或泡手时间必须符合要求。

二、设备器械的消毒

进入人体组织或无菌器官的医疗用品必须灭菌，接触皮肤黏膜的器具和用品必须消毒。器械消毒灭菌应按照"去污染——清洗——消毒灭菌"的程序进行。

根据物品的性能选用物理或化学方法进行消毒灭菌。耐热、耐湿物品灭菌首选物理灭菌法；手术器具及物品、各种穿刺针、注射器等首选压力蒸汽灭菌；油、粉、膏等首选干热灭菌。不耐热物品如各种导管、精密仪器、人工移植物等可选用化学灭菌法，如环氧乙烷灭菌等，内镜可选用环氧乙烷灭菌或

2%戊二醛浸泡灭菌。消毒首选物理方法，不能用物理方法消毒的方选化学方法。

化学灭菌或消毒，可根据不同情况分别选择灭菌、高效、中效、低效消毒剂。使用化学消毒剂必须了解消毒剂的性能、作用、使用方法、影响灭菌或消毒效果的因素等，配制时注意有效浓度，并定期监测。更换灭菌剂时，必须对用于浸泡灭菌物品的容器进行灭菌处理。

（一）消毒步骤

1. 浸泡　有条件的可用0.5%漂白剂溶液（氯水，制备见下面）将器械浸泡10分钟，这样可以避免清洗时被感染。若没有漂白剂则使用清水浸泡。

2. 清洗　用肥皂水和刷子清洗所有器械，直至所有器械都外观干净，然后用清水冲洗。注意不要被器械的尖利处划伤。清洗器械时应戴上防护手套，有条件时应戴厚的胶皮手套。

3. 消毒　有条件时使用压力蒸汽灭菌20分钟，无条件的基层单位可将器械蒸或煮20分钟。

（1）器械消毒时使用有盖的锅。水的深度不必淹没全部器械，但水量应足够保证产生的蒸汽一直冒出锅沿20分钟。不可放入过量的器械，器械不得冒出锅沿。

（2）煮器械时不必将水加满，但水量应能保证在煮的过程中一直淹没锅内全部器械。锅上加盖。

（3）蒸或煮器械时，当器械放入锅内，锅内水完全沸腾后开始计时20分钟。开始计时后不得再向锅内加入任何东西。

0.5%漂白剂溶液的制备：根据漂白剂含氯浓度不同分别按如下比例用水稀释配制。制备仅够当天使用的溶液。第二天不得再次使用，否则杀菌效力不够强。

——含2%氯——将1份漂白剂兑入3份水中

—含 5% 氯——将 1 份漂白剂兑入 9 份水中
—含 10% 氯——将 1 份漂白剂兑入 19 份水中
—含 15% 氯——将 1 份漂白剂兑入 29 份水中

(二) 常用化学消毒剂（供参考）

表1 常用化学消毒剂

名称	浓度（%）	效果	用途
戊二醛	2	高	浸泡器械
过氧乙酸	0.1~0.5	高	物体、手、空气
过氧化氢	1~3	高	伤口
甲醛	5	高	空气
酒精	70	中	皮肤、器械
次氯酸钠	0.1~0.5	中	物体表面
漂白粉	15	中	排泄物、地面
优氯净	0.1~0.5	中	物体表面、器械、皮肤
碘伏	0.025~0.5	中	皮肤
洗必泰	0.1~0.5	低	皮肤、黏膜
新洁尔灭	0.1	低	皮肤、黏膜

三、妇产科常用手术前消毒方法

(一) 外阴消毒

1. 适应证 人工破膜术、接生前、所有经阴道手术前（计划生育手术、宫颈活检术、阴道镜检查术、分段诊刮术等）。

2. 用物 无菌弯盘、无菌镊、20% 肥皂水棉球，0.2% 碘伏液/0.1% 新洁尔灭消毒液、温水。

3. 方法 病人膀胱截石位，臀下垫消毒垫→无菌镊取肥皂水棉球先后擦洗阴阜→左侧小阴唇、大阴唇→右侧小阴唇、大阴唇→左侧大腿上 1/3→右侧大腿上 1/3→会阴联合及肛门→用温水冲净。以上过程共3遍（前2个棉球用一把镊子）→用0.2%碘伏液冲洗外阴，范围同上。

（二）阴道宫颈消毒

1. 适应证　所有经阴道手术前（计划生育手术、分段诊刮术等）。

2. 用物　窥器，无菌弯盘，无菌手套，无菌镊，棉球，0.2%碘伏液/0.1%新洁尔灭消毒液及温水。

3. 方法　病人膀胱截石位，臀下垫消毒垫→外阴消毒（详见外阴消毒）→戴手套→手持镊子夹取0.2%碘伏液/0.1%新洁尔灭消毒液棉球擦洗宫颈外口，穹隆，阴道壁1遍→进行双合诊→放置窥器固定→暴露宫颈→擦拭黏液后，手持镊子夹取0.2%碘伏液/0.1%新洁尔灭消毒液棉球擦洗宫颈外口，穹隆，阴道壁2遍→子宫颈钳钳夹宫颈前唇或后唇→拭黏液后，用棉签蘸消毒液消毒宫颈管2遍。

四、普遍性防护和职业暴露的防范

如果不采取基本的防护措施，有的RTI可由病人传染给医务人员或其他病人，乙型肝炎病毒（hepatitis B virus, HBV）、丙型肝炎病毒（hepatitis C virus, HCV）和艾滋病病毒（HIV）都是无法治愈的感染，很容易通过再次使用被污染了的针具等器械传播。由于RTI常常无明显症状，临床上难以确定哪个病人有感染，因此，无论病人看起来是否患病，无论是确诊感染还是疑似感染，对所有的病人都应采取相同的防止感染传播的防护措施——普遍性防护。

（一）医护人员的普遍性防护基本内容

1. 安全处理锐利器具；

2. 对所有器具严格消毒；

3. 认真洗手；

4. 使用防护设施避免接触体液;

5. 安全处置废弃物。

(二) 职业暴露

职业暴露是指医务工作人员(如实验室技术员、医生、护士、护理员等)在从事医护工作的过程中意外地被感染者(如HIV,HBV,HCV)的血液、体液污染了破损的皮肤或非胃肠道黏膜;或被含有感染者血液、体液污染的针头及其他锐器刺破了皮肤,导致了有被感染(如 HIV,HBV,HCV)可能性的情况发生。

发生职业暴露以后的处理原则:

1. 紧急处理 工作人员发生职业暴露时,应进行紧急处理。皮肤污染时用手和肥皂冲洗,并用适当的消毒剂浸泡;针刺和切割伤时,应尽量挤出损伤处的血液,用肥皂和大量的流动水冲洗伤口,如果可能用 70%乙醇或其他皮肤消毒剂,立刻进行医疗处理;眼睛溅入液体时必须迅速用生理盐水或清水冲洗,连续冲洗至少 10 分钟,且避免揉擦眼睛。

2. 风险评估 局部处理后,要及时向有关专家进行风险评估,以决定是否进行药物预防和使用何种药物。风险评估的步骤:暴露的程度、暴露源的情况、预防方案的确定。职业暴露程度分为三级:一级暴露、二级暴露和三级暴露。暴露源分为轻度、重度和暴露源不明三种类型。

3. 向主管领导报告与保密 本着自愿的原则通知主管领导,以获取正确的处理,每一个得到信息的机构或个人应严守秘密。主管领导或机构应详细记录所发生的情况,包括暴露者个人资料、时间、地点、污染部位、伤口类型、污染物的情况,如有可能要详细了解污染源(即患者)的情况。

4 暴露后的预防用药(表 2)

(1) HIV 暴露后的用药方案

- 基本用药方案:齐多夫定(AZT 300mg 2次/日)+拉米夫定(3TC 150mg 2次/日)共28天。
- 强化用药方案:在基本用药基础上加用佳息患(PI 800mg 3次/日 空腹)共28天。
- 发生 HIV 职业暴露后预防用药的开始时间越早越好,推荐暴露后1~2小时,一般不超过24小时。但对严重的职业暴露,即使暴露后1~2周仍应预防用药。

表2 HIV 暴露后预防用药

暴露类型	暴露源轻度 无症状,病毒载量低	暴露源重度 有症状,病毒载量高	暴露源不明 污染物来源不能检测
1级 黏膜和损伤的皮肤污染量少,时间短	自行决定	基本用药	无确定的方案:如果污染物来自高危病人或有高危病人的地方建议使用基本用药方案
2级 黏膜和损伤的皮肤污染量多,时间长	基本用药	强化用药	
3级 皮肤刺割伤,伤口深,见血液	强化用药	强化用药	

(2) HCV 暴露后的预防:

HCV 暴露后目前无推荐的预防用药方案,暴露者应进行适当的检测,咨询和随访。

(3) HBV 暴露后预防

发生 HBV 职业暴露后应在24小时内注射乙肝免疫高价球蛋白;需要时进行疫苗接种(皮下注射乙肝疫苗 $10\mu g$、$5\mu g$、$5\mu g$,按0、1个月、6个月间隔)。

表 3　HBV 暴露后预防

暴露者疫苗接种		暴露源 HBsAg⁺	暴露源 HBsAg⁻	暴露源不明或不能检测
未种		乙肝免疫高价球蛋白+疫苗接种	疫苗接种	疫苗或疫苗+乙肝免疫高价球蛋白
已种	抗HBs−	乙肝免疫高价球蛋白+再接种疫苗	再接种疫苗	高危者按HBsAg+
	抗HBs+	不治疗	不治疗	不治疗
	不确定	测抗HBs≥10mIU/ml不治疗；<10mIU/ml：乙肝免疫球蛋白+疫苗加强	不治疗	测抗HBs≥10mIU/ml不治疗；<10mIU/ml：疫苗加强

5. 随访　暴露者应在暴露后即接受相关的基线检测（如HBV、HIV、HCV），并根据暴露源的情况进行相应的血清学监测。如艾滋病的职业暴露在发生后的4、8、12周及6个月要分别抽取血样检测HIV抗体。暴露者在随访期间每次性生活都要使用安全套；育龄妇女要暂缓怀孕；哺乳期女性应中断母乳喂养，改用人工喂养；生活中应避免与他人有血液或感染性体液的接触和交换等；对于职业暴露和预防用药的人员还要了解药物的副作用及身体对药物的耐受情况，给予及时处理。

（1）HBV暴露随访检测与咨询

疫苗注射1～2个月后检测抗-HBs（若在6～8周内注射乙肝免疫球蛋白，则抗-HBs不能确定）；劝告暴露者不要献血、血浆、器官、组织和精子；性生活时使用避孕套；不要共用针具；拒绝危险行为；提供必要的心理咨询。

(2) HCV暴露随访检测与咨询

暴露后4～6个月内反复查HCV抗体和肝功能；随访期间勿献血（浆），器官，组织和精子；性生活，妊娠，哺乳或职业活动不作特别推荐；必要时提供心理咨询。

(3) HIV暴露随访检测

暴露后4、8、12周，3个月，6个月查抗HIV，若出现HIV急性感染症状，查HIV病毒载量。如果给予预防用药方案，必须监测药物毒性。全血细胞计数、肝肾功能检测应在基线期和2周后进行。HIV暴露后如需要可提供心理咨询，被暴露者应在每次性交时使用安全套；育龄妇女暂缓怀孕；孕妇要根据危险性评估的结果权衡利弊，决定是否终止妊娠；哺乳期女性应中断母乳喂养改用人工喂养；不要献血，血浆，器官，组织或精子；不要共用针具；告知暴露者急性HIV感染的症状和体征，在出现症状后必须作进一步的检查。

五、防护措施

对所有就诊患者均采取普遍性防护措施，任何时候只要需要进行包括注射、缝合、接生、检查阴道等等需切开皮肤、接触体液的操作，都应采取以下措施，以避免发生职业暴露或造成感染性疾病的传播。

1. 避免直接接触体液，如血液、呕吐物、大便、尿液等。

2. 不得共用任何接触血液的器具，包括刀片、针头、切割皮肤的任何锋利器具，以及牙刷等。若不得不共用时，他人使用前需对器皿进行消毒。

3. 用干净的绷带或纱布包扎伤口。

4. 清理使用过的绷带、纱布、血液、呕吐物或大便时要戴上手套。一旦发生体表污染或锐器刺伤，应按照职业暴露的处理原则进行及时处理。

5. 在更换病人用过的床上用品或衣物后用肥皂水洗手。

6. 保持病人的床上用品和衣着清洁，有利于预防皮肤病。小心处理沾有血液、腹泻物或其他体液的衣物和床单，先进行消毒浸泡后将其与其他衣物分开清洗，可能的话进行高压灭菌或清洗后在太阳下暴晒，晒干后再熨一遍。

7. 地面应湿式清扫，保持清洁；当有血迹、粪便、体液等污染时，应即时以含氯消毒剂拖洗。拖洗工具使用后应先消毒、洗净、再晾干。

8. 医院所用一次性使用无菌医疗用品应为符合国家标准的合格产品，使用后须进行消毒、毁形、并按当地卫生行政部门的规定进行无害化处理，禁止重复使用、随便丢弃和回流市场。

9. 如不慎被锐器刺伤，应立即采取相应保护措施。包括清创，对创面进行严格消毒处理；并进行血源性传播疾病的检查和随访。

附录 2

生殖道感染的实验室检查

一、梅毒血清学试验

根据所用抗原的不同,梅毒血清学试验分为两大类:一类为非梅毒螺旋体抗原血清试验,使用心磷脂、卵磷脂及胆固醇作为抗原,包括性病研究实验室(VDRL)玻片试验、不加热血清反应素(USR)玻片试验、快速血浆反应素(RPR)环状卡片试验、甲苯胺红不加热血清(TRUST)试验,这些试验主要应用于梅毒的筛查和疗效观察。另一类为梅毒螺旋体抗原血清试验,包括梅毒螺旋体血球凝集试验(TPHA)、梅毒螺旋体明胶颗粒凝集试验(TPPA)、荧光螺旋体抗体吸收试验(FTA-ABS)、梅毒螺旋体抗体酶联免疫吸附试验(ELISA)和梅毒螺旋体蛋白印迹试验(TP-WB)等。这些试验主要用于确证,不能用于疗效观察。

在非梅毒螺旋体抗原血清试验中,RPR试验是甲苯胺红不加热血清(TRUST)试验临床诊治过程中常用的方法。在梅毒螺旋体抗原血清试验中,以TPPA和TPHA常用。下面分别介绍这两类试验方法的操作步骤、注意事项和临床意义。

(一)非梅毒螺旋体抗原血清试验

1. 快速血浆反应素(RPR)环状卡片试验

【原理】

RPR试验是改良的性病研究实验室实验(VDRL)实验方法。将配制的VDRL抗原(主要是心磷脂)经离心后的沉淀悬浮与乙二胺四乙酸（EDTA）、氯化胆碱及磷酸盐缓冲液中。EDTA 可稳定 VDRL 抗原使其不易变性，氯化胆碱可将血清灭活。当抗原与梅毒血清中的抗体（IgG，IgM）结合时可产生非特异性抗原抗体反应形成肉眼可见的凝聚颗粒，即阳性反应。

【采集标本】

血清或血浆标本均可。

（1）血清：抽取静脉血 3～5ml，置一试管中，室温静止 20 分钟后待血清分离，或 2000～3000 转离心 3～5 分钟，血清位于上层。用移液管吸取血清时，注意不要吸到标本下层的红细胞。

（2）血浆：血库库存血浆或 EDTA 抗凝血浆。

【操作步骤】

（1）定性试验

● 吸取 50μl 血清或血浆标本置试验卡片的圆圈中，并均匀地涂布在整个圈内；

● 将抗原轻轻摇匀，用标准针头吸取抗原，在每个标本加 1 滴抗原（约 20μl）；

● 将卡片置于水平旋转仪上旋转 8 分钟，（100±5）转/分；

● 立即在明亮光线下用肉眼观察结果。

（2）定量试验

● 在圈内加入 50μl 等渗盐水（一般作 6～8 个稀释度），勿将盐水涂开；

● 吸取 50μl 血清或血浆作倍比稀释（1∶2～1∶64），当稀释到最后的第 6 孔时，弃去 50μl 稀释液。从第 6 孔起将血清稀释液涂布整个圈内，再涂布第 5 孔，依此向前到第 1 孔。

● 滴加抗原，旋转时间、速度和观察结果同定性试验。

【结果判断】

（1）定性试验

卡片圆圈中出现中到大的黑色絮状物，液体清亮
$$3+\sim4+ \quad 强阳性$$
卡片圆圈中出现小到中的黑色絮状物，液体较清亮
$$2+ \quad 阳性$$
卡片圆圈中出现小的黑色絮状物，液体混浊
$$1+ \quad 弱阳性$$
卡片圆圈中出现仅见集于中央一点的炭颗粒或均匀分散
$$- \quad 阴性$$

定量试验：报告出现阳性反应的最高稀释倍数（滴度）。

（2）定量试验

以产生阳性反应的最高稀释倍数为血清抗体滴度。

【注意事项】

（1）抗原应冷藏而不能冷冻，可保存于 4℃ 冰箱，在有效期内使用。试验前置室温复温，实验室环境温度应为 $22.5\sim29.5℃$。

（2）血标本应防止污染，放置室温应在 24 小时内完成。如果血清放置 4℃ 保存，在试验前应恢复试验温度后再开始试验。

（3）一张试验卡可做多个样品，每个样品应仔细标明受试者姓名或编号，各标本间不要相互污染。

（4）试验完毕，应立即观察结果。

【临床意义】

非梅毒螺旋体抗原血清试验方法简便、快速，敏感性和特异性较好。对一期梅毒的敏感性为 $74\%\sim87\%$，二期梅毒达 100%，三期梅毒 $34\%\sim94\%$。特异性 $96\%\sim99\%$。定性试验仅用于梅毒的初筛，阳性时应采用梅毒螺旋体抗原试验进行证

实或排除。定量试验可用于判断疾病的活动程度，以及疗效观察、判愈、判定复发或再感染。非梅毒螺旋体抗原血清试验可出现生物学假阳性滴度一般不超过 1∶8。

2. 甲苯胺红不加热血清（TRUST）试验

【原理】

与 RPR 试验原理相同，唯 TRUST 抗原中加入甲苯胺红染料颗粒代替碳颗粒作为指示物，如是阳性结果则出现红色颗粒状凝集。

【采集标本】

同 RPR 试验。

【操作步骤】

同 RPR 试验。

【注意事项】

（1）实验室环境温度应为 23~29℃。抗原应保存于 4℃ 冰箱，防止冻结。在有效期内使用。实验前置室温复温。

（2）校准针头，RPR，TRUST 等抗原用 9 号针头，为 60±1 滴/毫升，一般试剂盒内配有专用针头。

（3）用水平旋转仪，不用平衡震荡仪。

（4）试验完毕，应立即观察结果。

（5）初筛试验阳性特别是初诊患者，应作确证试验排除生物学假阳性。

（6）避免出现"前带"现象，对可疑者应将血清稀释后测定。

【临床意义】同 RPR 试验。

（二）梅毒螺旋体抗原血清试验

1. 梅毒螺旋体明胶颗粒凝集试验（TPPA）

【采集标本】

同上。

【操作步骤】

(1) 定性试验

- 用试剂盒中的溶解液（A）溶解冻干致敏颗粒（C）及非致敏颗粒（D），置室温30分钟以上使用；
- 取血清稀释液（B）100μl加至微量反应板的第1孔中，在第2~4孔中分别加25μl；
- 取待检血清25μl加至第1孔中混匀，从中取25μl加至第2孔，重复倍比稀释步骤至第4孔，混匀后弃去25μl。
- 第3孔加D液（未致敏颗粒）25μl，第4孔加C液（致敏颗粒）25μl；
- 将反应板置微型振荡器上振荡30秒；
- 置有盖湿盒内，15~25℃避光孵育4小时后，或放4℃冰箱过夜观察结果。

(2) 定量试验

- 取血清稀释液（B）100μl加至微量反应板的第1孔中，在第2~10孔中分别加25μl；
- 取待检血清25μl加至第1孔，从第2孔至第10孔如定性试验作倍比稀释，混匀后第10孔弃去25μl；
- 第3孔加D液25μl，第4~10孔各加C液25μl；
- 以后步骤同定性试验。

【结果判断】

(1) 定性试验：

颗粒光滑覆盖整个孔底，有时边缘有折叠	阳性	4+
颗粒光滑覆盖大部分孔底	阳性	3+
颗粒光滑集聚覆盖孔底，周围有一颗粒环	阳性	2+
颗粒光滑集聚覆盖孔底，周围有一明显颗粒环	阳性	1+
颗粒沉集孔底，中央形成一小点	可疑	±
颗粒紧密沉积孔底中央	阴性	－

待检血清与致敏颗粒和未致敏颗粒均不发生凝集反应,为阴性。

待检血清在1:80以上稀释度与致敏颗粒发生凝集反应（1+或更强）,与未致敏颗粒（第3孔）不发生凝集反应,为阳性。

(2) 定量试验

以产生阳性反应的最高稀释倍数为血清抗体滴度。

【注意事项】

试剂全部加好后,使用微量板振荡器振荡反应板,而不可使用水平旋转仪。

如标本与非致敏颗粒和致敏颗粒均产生凝集者,此标本需做重吸收试验。

【临床意义】

梅毒螺旋体抗原血清试验的敏感性和特异性均高,一期梅毒的敏感性为70%～100%,二期梅毒达100%,三期梅毒95%～98%,特异性94%～100%。该方法主要用作确证试验,因阳性抗体常终身持续存在,故不能用于观察疗效、判断复发及再感染。梅毒螺旋体抗原血清试验亦有生物学假阳性。

注意：当不能进行确证试验时,对所有RPR阳性的病人都应进行治疗。

2. 梅毒螺旋体血球凝集试验（TPHA）

【原理】

用超声裂解的梅毒螺旋体为抗原,致敏经醛化、鞣化的羊或禽类红细胞,这种致敏的红细胞,一旦与梅毒螺旋体抗体或免疫学清相遇时便发生特异性抗原抗体反应,产生肉眼可见的凝聚。试剂盒内的血清吸收剂可消除实验中的生物学假阳性提高特异性。

【采集标本】同TPPA。

【操作步骤】同 TPPA。

【结果判断】同 TPPA。

血清 1:80 以上与致敏细胞产生凝集，未致敏细胞不产生凝集，可做出阳性报告。如做定量试验以最高血清稀释度产生凝集为血清抗体滴度（表1）。

【临床意义】同 TPPA。

表1 梅毒血清学试验结果的分析

RPR/TRUST	RPR/TRUST 滴度	TPPA/TPHA	结果判断
+	>1:8	+	活动性感染
+	常<1:4	+	潜伏感染
+	通常<1:4	−	假阳性
+	降低2个滴度（如从1:16降到1:4）	+	治疗有效
−	−	+	治愈

二、阴道分泌物检查

【原理】

细菌性阴道病时，正常菌群乳酸杆菌减少或消失，而阴道加德纳菌、厌氧菌及人型支原体等微生物过度生长，导致乳酸杆菌产生的乙酸浓度降低，而厌氧菌的代谢产物胺类如腐胺、尸胺和三甲胺增多，使阴道分泌物 pH 值增高。在分泌物中滴加 10%KOH 可导致游离氨释放，产生典型的鱼腥样气味，该试验被称为胺试验。

【标本采集】

插入窥器，暴露阴道和宫颈后，观察分泌物的色泽，用拭子从阴道侧壁上中 1/3 处或后穹窿取分泌物。

1. 阴道分泌物湿片显微镜检查

【制作盐水湿片】

在一载玻片上加 1 滴或 2 滴生理盐水,将阴道分泌物与生理盐水混合成悬液,加上盖玻片后,在显微镜下观察。

【结果观察】

(1) 在高倍镜下观察清洁度,主要依靠上皮细胞、杆菌与球菌的比例、白细胞的数量划分清洁度见表 2。

(2) 在低倍镜 (10×10) 下检查,寻找呈典型晃动运动的毛滴虫。

(3) 在高倍镜 (10×40) 下检查,观察酵母菌(孢子和假菌丝)和毛滴虫,以及线索细胞。线索细胞为阴道上皮细胞表面吸附或群集着许多球杆菌(以加德纳菌,有时合并有厌氧菌),使细胞呈颗粒状外观,细胞边缘模糊不清呈锯齿状。

注:将标本溶于一滴生理盐水,并加入一滴 10%KOH 溶液,更容易识别酵母菌,因为 KOH 能将其他细胞溶解。

【临床意义】

(1) 阴道分泌物清洁度分级判断阴道感染程度。

(2) 湿片检查见到活动滴虫,可诊断滴虫性阴道炎,但其敏感性为 38%~82%,尤其是对无症状的滴虫感染者诊断率较低。

(3) 湿片中观察到假菌丝或芽生孢子支持假丝酵母菌性阴道炎的诊断,10%KOH 湿片的敏感性 85%。

(4) 观察线索细胞,当线索细胞占全部上皮细胞的 20% 以上时一般认为线索细胞阳性。根据线索细胞能准确诊断 85%~95% 的细菌性阴道病。

表2 阴道分泌物清洁度分级

清洁度	所见成分	临床意义
Ⅰ	大量阴道杆菌和上皮细胞,白细胞 0~5/HPF,杂菌无或极少	正常/BV
Ⅱ	中等量阴道杆菌和上皮细胞,白细胞 10~15/HPF,杂菌少量	大致正常/BV
Ⅲ	少量阴道杆菌和上皮细胞,白细胞 15~30/HPF,杂菌较多	提示有炎症
Ⅳ	无阴道杆菌有少量上皮细胞,白细胞>30/HPF,大量杂菌	严重的阴道炎、宫颈炎或盆腔炎

卵巢功能不足、雌激素减低,阴道上皮增生较差时可见到阴道杆菌减少,易感染。当清洁度为Ⅲ~Ⅳ度时常可同时发现病原微生物,提示存在感染引起的阴道炎、宫颈炎或盆腔炎。

2. pH 值测定

使用 pH 范围在 3.8~5.4 的精密 pH 试纸。用棉拭子取出阴道分泌物后,直接与 pH 试纸接触。也可在窥器从阴道取出后,将 pH 试纸直接接触其下叶凹窝处分泌物。

3. 胺试验

取少量阴道分泌物置于载玻片上,加一滴 10% KOH,闻到胺味或鱼腥样气味即为胺试验阳性。

【注意事项】

做阴道分泌物 pH 值测定时,注意不要接触到宫颈黏液,因为宫颈黏液的 pH 值(7.0)高于阴道。做胺试验时,应在加 10%KOH 后立即闻有无氨味或鱼腥样气味。

【临床意义】

正常成人阴道分泌物呈酸性,pH 值为 4.0 左右。在细菌性阴道病时 pH 值通常 >4.5。

pH 值测定的敏感性较高（92%~97%），但特异性低。阴道分泌物污染了月经血、宫颈黏液及患者有滴虫感染时，其 pH 值亦可增高。

4. 阴道分泌物涂片革兰染色显微镜检查

【标本采集】

插入窥器，暴露阴道和宫颈后，观察分泌物的外观，用棉拭子从阴道侧壁上 1/3 处取分泌物。阴道分泌物标本采集前 24 小时内禁止性交、盆浴、阴道灌洗及局部用药等，以免影响检验结果。

【涂片固定】

取材后将拭子在玻片上稍用力滚动一下，制成薄而均匀的涂片，自然干燥后将涂片（涂膜面向上）迅速通过火焰 2~3 次，进行加热固定。应避免加热过度使细胞形态扭曲。加热后的涂片与手背皮肤接触时仅感微热。

【革兰染色】包括以下四个步骤：

（1）将结晶紫溶液铺满在涂片的涂膜面上，染色 1 分钟，流水轻轻冲洗；

（2）将碘液铺满涂膜面上，染色 1 分钟，流水轻轻冲洗；

（3）用乙醇或丙酮脱色，至涂膜无蓝色脱下为止。一般需 10~20 秒（时间长短取决于涂片的厚薄，应避免过度脱色，以免革兰阳性菌染成革兰阴性菌），流水轻轻冲洗；

（4）用碱性复红或沙黄染液复染 1 分钟，流水冲洗后用吸水纸轻轻吸干。

【结果观察】

在油镜（10×100）下检查涂片，观察阴道菌群的情况及有无线索细胞。正常阴道菌群以乳酸杆菌占优势，可能有少量的球菌和棒状杆菌。乳酸杆菌为大的革兰阳性杆菌，末端钝圆或平齐，呈单根、链状或栅状排列。细菌性阴道病时乳酸杆菌减少或消失，而其他细菌增多，呈混合菌群。阴道加德纳菌为革兰染色不定球杆菌，厌氧菌包括动弯杆菌、普氏杆菌或阳性球菌等。

【临床意义】

革兰染色镜检观察细菌的染色性、形态和排列，观察假丝酵母菌孢子和假菌丝。革兰染色镜检观察阴道分泌物中线索细胞的敏感性和特异性高于湿片法，分别为 89% 和 93%。

（1）检出线索细胞，阴道菌群为混合菌群，主要是加德纳菌和厌氧菌，有少量乳酸杆菌形态样细菌时，需要进行 BV 治疗。

（2）检出线索细胞，阴道菌群为混合菌群，主要是革兰阳性，革兰阴性和革兰不稳定性棒状杆菌；无乳酸杆菌形态样细菌时，需要进行 BV 治疗。

三、宫颈分泌物涂片革兰染色显微镜检

【标本采集】

插入窥器，暴露阴道和宫颈，如果宫颈口外面的分泌物较多，先用灭菌拭子清除过多的分泌物。将女用取材拭子插入宫颈管内 1~2cm，稍用力转动，停留 10~30 秒后取出。

【涂片固定】同上。

【革兰染色】同上。

【结果观察】在油镜下（10×100）检查涂片。注意观察细胞类型（如上皮细胞、中性粒细胞），病原体的染色特性（革兰阳性或阴性）、形状（球状或杆状）、排列及位置（细胞内或细胞外）等。在中性粒细胞内见到形态典型的革兰阴性双球菌则支持淋菌性宫颈炎的诊断。

【临床意义】

（1）宫颈分泌物涂片革兰染色镜检中性粒细胞数≥30/HPF 提示有宫颈感染，为诊断黏液脓性宫颈炎的指标之一。

（2）革兰染色诊断宫颈淋病奈瑟菌感染与培养的符合率 50%～70%，确诊需做淋病奈瑟菌培养。

四、淋病奈瑟菌培养

【标本采集】

插入窥器，暴露阴道和宫颈，如果宫颈口外面的分泌物较多，先用无菌棉拭清除过多的分泌物。将女用取材拭子插入宫颈管内 1～2cm，稍用力转动，保留 10～30 秒后取出。

【标本接种】

培养基应先置于室温中预温。将取材的拭子转动涂布于平皿的上 1/4 范围，然后用接种环分区划线。

【培养条件】

接种标本后，立即将平皿置于 36℃，含 5%～10% CO_2，湿润（70%湿度）的环境中培养。CO_2 环境可由 CO_2 培养箱、CO_2 产气袋或烛缸提供。使用烛缸时，应使用白蜡或蜂烛。在烛缸底部放些浸水棉球以保持一定的湿度。

【结果观察】

培养 24～48 小时后观察结果，48 小时仍无菌生长时，可作出淋病奈瑟菌培养阴性的报告。对选择性培养基上分离的可疑菌落应作初步鉴定，必要时做确证试验。菌落特征，氧化酶试验和革兰染色是初步鉴定淋病奈瑟菌的三个主要依据。

（1）菌落特征：生长 24 小时淋病奈瑟菌菌落直径大约为 0.5～1mm，呈圆形、凸起、湿润、光滑、半透明或灰白色，通常有黏性。

（2）氧化酶试验：试剂为 1%盐酸四甲基对苯二胺或 1%

盐酸二甲基对苯二胺溶液。

- 方法

取白色灭菌滤纸条（片）一角蘸菌落少许，再滴加试剂一滴，观察有无颜色变化。或先将试剂滴在一小张滤纸上，然后用白金耳或塑料接种环（含铁接种环可与氧化酶试剂发生反应，产生假阳性）挑取可疑菌落与之接触。也可将氧化酶试剂滴加于可疑菌落上，观察颜色变化。还可用氧化酶试剂浸泡灭菌滤纸条（片），干燥后避光保存，用时蘸菌落或涂菌落于滤纸上。

- 结果

在 10~15 秒钟内出现深紫红色（二甲基对苯二胺）或深紫蓝色（四甲基对苯二胺）即为阳性反应。淋病奈瑟菌氧化酶试验为阳性，但氧化酶反应并非特异性试验。所有奈瑟菌属细菌及许多其他细菌亦呈阳性。如氧化酶阴性，一般可排除淋病奈瑟菌。

【革兰染色】

取单个可疑菌落制备涂片作革兰染色镜检。24 小时的新鲜菌落可见到呈典型肾形的革兰阴性双球菌（约占 25%），其余呈单个、四联或八叠形。

【临床意义】

淋病奈瑟菌培养是诊断淋病的"金标准"，对女性淋病的确诊应做淋病奈瑟菌培养，培养的敏感性 81%~100%。对于取自泌尿生殖道的标本，在选择性培养基上分离出氧化酶阳性、革兰阴性的双球菌一般可诊断为淋病奈瑟菌的准确性为 98%。但对取自泌尿生殖道以外部位的标本，来自低危人群如儿童的分离株，以及涉及医疗法律案例的分离株，必须对分离的菌株鉴定到种。

五、沙眼衣原体抗原检测

1. 标本采集　女性宫颈拭子的取材方法同淋病奈瑟菌感染（见上一节）。
2. 快速抗原检测法（ClearView）

【原理】

沙眼衣原体抗原与乳胶标记的、抗衣原体属特异性的脂多糖抗原的单克隆抗体结合，形成复合物呈现一条肉眼可见的细线。如果标本中无沙眼衣原体，则结果窗显示空白。

【方法】

在提取试管中加入提取液至刻度线处（0.6ml），将采集标本后的拭子浸入提取液中，旋涡混旋至少 30 秒。将提取试管置 80℃加热器或恒温水浴箱中加热 10～12 分钟。

取出提取试管，室温冷却 5 分钟后，向检测板上的标本窗中滴加 5 滴提取液，15 分钟后读取检测结果。

【结果观察】

质控窗内应出现一条质控线，表示操作过程无误；若 15 分钟后质控窗内仍然未出现质控线则表明检测无效。结果窗内出现一条线为阳性，结果窗内未出现一条线则为阴性。

【临床意义】

该方法简易、快速。检测女性沙眼衣原体感染的敏感性为 87%，特异性为 98.8%。但该方法不能区分活性与非活性的衣原体，如果标本中衣原体含量少也可出现假阴性结果。

六、HPV 检测方法

1. 第二代杂交捕获（HC-Ⅱ）

HC-Ⅱ通过联合应用高效的液相杂交和敏感的化学发光信号扩大系统，对 HPVDNA 进行检测。HC-Ⅱ方法已经得到美国 FDA 的批准，于 1996 年开始广泛应用于临床，成为妇科常规的检查项目。此系统分别应用两组不同的混合探针（即所谓的鸡尾酒探针），一组含有 HPV 6、11、42、43 和 44 型 5 种低危型探针，而另一组则含有 HPV 16、18、31、33、35、39、45、51、52、56、58、59 和 68 型 13 种高危型探针，几乎可检测所有高危型 HPV 及大部分低危型 HPV。标本中的 HPV DNA 与液相中的 RNA 探针结合，形成特异性的 RNA-DNA 杂交体，被微孔板壁包被的特异抗体所捕获，然后由发光底物检测，其发光的强度与标本中的 HPV DNA 量成比例，因而可对 HPV 进行半定量检测。检测阳性值为 1 相对光单位，相当于 1pg/ml。HC-II 采用 96 微孔板代替试管，一次可检测 90 人份，临床上操作简便，效率高，适于大量人群的检测。它与 PCR 不同，不依靠扩增靶序列提高敏感性，因此不需采取额外的方法来避免样品间的交叉污染。

基本实验步骤简单阐述如下：

①碱性溶液破坏病毒使 DNA 双链被释放并分解为核苷酸单链；②DNA 单链与 RNA 探针结合为 RNA-DNA 杂交复合物；③第一抗体（特异性抗体）将 RNA-DNA 杂交复合物固定在微孔壁上；④结合有碱性磷酸酶的多个第二抗体与 RNA-DNA 杂交复合物结合，使信号放大；⑤碱性磷酸酶使酶底物发光，计算机判读光的强弱可确定碱性磷酸酶的含量，从而确定 RNA-DNA 的含量。HC-II 采用 96 孔平板法，可一次性检测 13 种高危 HPV（16，18，31，33，35，39，45，51，52，56，58，59 和 68）。HPV DNA 检测结果的判定：诊断阳性指标定为标本中检出的 HPV DNA$\geqslant$1.0 pg/ml。

2. HPV 分型检测

目前在我国使用的产品为一种采用 HybriMax 技术检测 21 种 HPV 亚型。通过检测样本 HPV DNA 提取、PCR 扩增、核酸分子快速导流杂交、结果判读，按芯片上 HPV 亚型分布的相应着色位点判断。21 种 HPV 亚型分为高危型和低危型两类，高危亚型 15 种，包括 HPV16、18、31、33、35、39、45、51、52、53、56、58、59、66、68，低危亚型 6 种，包括 HPV6、11、42、43、44 和 CP8304。另一种产品采用 PCR 体外扩增和 DNA 反向点杂交技术，通过检测样本采集、DNA 提取、PCR 扩增、反向点杂交杂交、结果判读，可同时检测 13 种高危亚型（HPV16、18、31、33、35、39、45、51、52、56、58、59、68）和 2 种低危亚型（HPV6、11）以及 9 种用于研究使用的亚型（42，43，44，53，66，68，73，83，MM4）。可用于≥30 岁妇女的宫颈癌筛查、ASC-US 妇女的分层处理以及宫颈病变治疗后的随访等。

七、宫颈脱落细胞检查

1. 取材方法

（1）宫颈刮片：用木质刮片，在宫颈管外口鳞柱上皮交界处（此处又称移行带，为宫颈癌的好发部位），以宫颈外口为圆心，轻轻刮取一周，不要过分用力，以免损伤，引起出血，而影响检查结果。如宫颈口白带过多，应先用灭菌干棉球轻轻擦去，再刮取标本。刮取标本薄层涂抹在玻片上，放入固定液，行巴氏染色后显微镜检查。

（2）液基细胞学检测技术：应用毛刷采样器，将采样器的中央部分插入宫颈口内，将刷毛全部展开接触宫颈，抵住宫口顺时针转 5 圈，以便采集到各部位的细胞，将采集器前端放入装有甲醇保存液的小瓶中漂洗，上下推入至瓶底将刷毛全部展开共十次，以便 100% 的细胞散落于保存液中。之后进行制片和计算机细胞扫描阅片和诊断。

2. 阴道及宫颈细胞学诊断

阴道及宫颈细胞学诊断的报告形式主要为分级诊断及描述性诊断两种。目前 TBS 描述性诊断方法逐渐代替巴氏分级诊断方法，但是，在我国基层多数医院仍采用分级诊断，即巴氏 5 级分类法。

(1) 巴氏 5 级分类法阴道细胞学诊断标准：

巴氏 Ⅰ 级：正常。为正常阴道细胞涂片。

巴氏 Ⅱ 级：炎症。细胞核普遍增大，一般属良性改变或炎症。临床分为 Ⅱ$_A$ 及 Ⅱ$_B$。Ⅱ$_B$ 指个别细胞核异质明显，但又不支持恶性；其余为 Ⅱ$_A$。

巴氏 Ⅲ 级：可疑癌。主要是核异质，表现为核大深染，核形不规则或双核。对不典型细胞，性质尚难肯定。

巴氏 Ⅳ 级：高度可疑癌。细胞有恶性特征，但在涂片中恶性细胞较少。

巴氏 Ⅴ 级：癌。具有典型的多量癌细胞。巴氏分级法未能与组织病理学诊断名词相对应，也未包括非癌的诊断。

(2) TBS 分类法及其描述性诊断

TBS 诊断报告的三项主要内容：

● 核对受检者申请单上的一般资料，并分别填写于报告单中；

● 指出取材标本质量：满意或不满意，对后者提出具体缺点并建议重采标本；

● 描述有关发现，并提出处理建议与临床医师沟通。

◇ 诊断内容和标准描述：

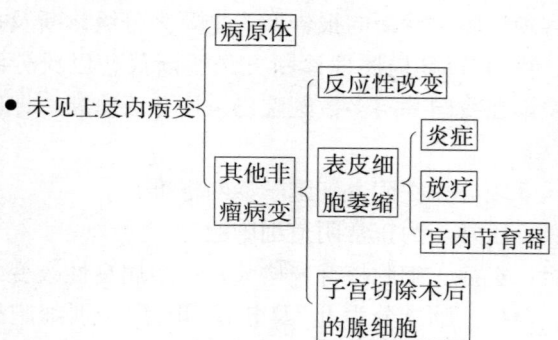

- 其他（宫内膜细胞出现在40岁以后妇女涂片中）
- 上皮细胞不正常

①鳞状上皮细胞不正常

非典型鳞状细胞（ASC）
{ 非典型鳞状细胞—意义不明（ASC-US）
 非典型鳞状细胞—不除外高度病变（ASC-H） }

鳞状上皮内病变（SIL）
{ 鳞状上皮内低度病变（LSIL）
 鳞状上皮内高度病变（HSIL） }

鳞状细胞癌（SCC）

②腺细胞不正常

非典型
{ 颈管细胞
 （无其他具体指定，或在注释中具体指定）
 宫内膜细胞
 （无其他具体指定，或在注释中具体指定）
 腺细胞
 （无其他具体指定，或在注释中具体指定） }

非典型
{ 颈管细胞倾向瘤变
 腺细胞倾向瘤变 }

颈管原位腺癌
腺癌（颈管、宫内膜、子宫以外、其他）

(3) TBS 报告系统与巴氏 5 级报告系统的比较

TBS	巴氏 5 级
正常	I
ASC-US，ASC-H	II
LSIL	III
HSIL	III
HSIL	IV
癌	V

八、醋酸/碘染色肉眼观察法

1. 醋酸肉眼观察（VIA）

醋酸肉眼观察法是一种应用醋酸检查宫颈病变的方法。具体操作方法为：用5%的醋酸溶液涂于宫颈表面，1分钟后在白色光源的灯光（100W的白炽灯光）下，肉眼直接观察宫颈的颜色。正常宫颈无白色改变。低度鳞状上皮内病变（LSIL，CIN I）为淡而浅的白色病变，可以在鳞柱交界上或交界外。高度鳞状上皮内病变（HSIL，CIN II－III）表现为厚的白色病变，边界明显且其中一边总在鳞柱交界上。癌为白色病变表面不规则、厚而脆的肿块。其原理为由于不正常上皮细胞核容量增加，涂醋酸后细胞出现暂时性脱水现象，异常的核浆比例显现出来，细胞核妨碍光线传导，表现为上皮变白色，上皮白色程度与病变程度呈正相关。

2. 碘染色肉眼观察（VILI）

碘试验是将碘液涂抹于宫颈表面使其染色，然后用肉眼直接观察宫颈上皮对碘液的反应以诊断宫颈病变。

常用的碘液 Lugol 碘液（5%的碘液）是将 10g 碘化钾溶于 100ml 蒸馏水中，待碘化钾完全溶解后加入 5g 碘搅拌至所有的碘结晶完全溶解。溶液应置于密闭的棕色容器中保存，防治碘挥发而失去染色活性。碘试验的主要原理是主要利用碘对糖原的敏感，用碘液后含糖原的上皮可吸收碘，原始的和新形成的成熟鳞状化生上皮含有糖原，而 CIN 和宫颈浸润癌几乎不含或没有糖原、柱状上皮不含糖原，未成熟的化生鳞状上皮通常没有或偶有糖原。含糖原的鳞状上皮涂碘液后可染成棕褐色或黑色；柱状上皮不染色，但因有一薄层碘液，看起来略有不着色或在黑色或褐色背景周围还有一些独特的无色区；CIN 和宫颈浸润癌部位不吸碘，呈现深色的芥末黄或红褐色区；白斑不着色；湿疣不着色或偶尔仅部分着色。

3. 5％醋酸及 Lugol 碘溶液的配置方法

（1）5％醋酸

1）成分：冰醋酸 5ml，蒸馏水 95ml；

2）配制：5ml 冰醋酸小心加入 95％蒸馏水中充分混合；

3）储存：当天未用完的醋酸应丢弃；

4）标签：5％醋酸溶液；

5）注意：记住要稀释冰醋酸，因为未稀释的醋酸可导致上皮严重的化学烧伤。

（2）Lugol 碘溶液

1）成分：碘化钾 10g，蒸馏水 100ml，碘（晶体）5g；

2）配制：10g 碘化钾加入 100ml 蒸馏水中，慢慢加入 5g 碘，摇动混合，滤过和储存在棕色瓶中，拧紧；

3）储存：1 个月；

4）标签：应标注 Lugol 碘溶液及应用日期。

附：检验报告单推荐样式

阴道分泌物检验报告推荐内容

编号：

姓名_____
性别_____年龄_____
临床诊断_____
标本类型_____

	检查项目	报告方式
1	清洁度	_____度
2	假丝酵母菌假菌丝	可见/未见假丝酵母菌假菌丝
3	假丝酵母菌孢子及假菌丝	可见/未见假丝酵母菌孢子及假菌丝
4	滴虫	可见/未见滴虫
5	线索细胞	可见/未见线索细胞
6		

是否使用抗生素_____
送检医师_____
送检时间　年　月　日

接受人_____接受日期_____报告人_____复核人_____报告日期_____

宫颈分泌物检验报告推荐内容

编号：

姓名_____
性别_____年龄_____
临床诊断_____
标本类型_____

	检查项目	报告方式
1	淋病奈瑟菌涂片	细胞内可见/未见革兰阴性双球菌
2	白细胞	报告油镜下平均每视野数值
3	衣原体抗原检测	阳性或阴性
4		
5		
6		

是否使用抗生素_____
送检医师_____
送检时间　年　月　日

接受人_____接受日期_____报告人_____复核人_____报告日期_____

梅毒血清学检验报告推荐内容

编号：

姓名_____
性别____ 年龄____
临床诊断_____
标本类型_____

	检查项目	报告方式
1	RPR/TRUST 定性	阳性或阴性
2	RPR/TRUST 定量	报告具体滴度（如1∶16）
3	TPPA/TPHA 定性	阳性或阴性
4	TPPA/TPHA 定量	报告具体滴度（如1∶80）
5		
6		

是否使用抗生素____
送检医师_____
送检时间 年 月 日

接受人____ 接受日期____ 报告人____ 复核人____ 报告日期____

附录 3

妊娠期抗生素使用的安全性

根据美国药物和食品管理局（FDA）颁布的药物对胎儿的危险性而进行危害等级的分类标准如下：

A 级：对照研究显示无害，已证实此类药物对人类胎儿无不良影响，是最安全的。

B 级：对人类无危害证据，动物实验对胎畜无害，但在人类尚无充分研究。

C 级：不能除外危害性，动物试验可能对胎畜有害或缺乏研究，在人类尚缺乏对照研究。本类药物只有在权衡了解对孕妇的好处大于对胎儿的危害之后，方可应用。

D 级：有对胎儿危害的明显证据。尽管使用有危害性，但孕妇用药后有绝对的好处，如孕妇有严重的疾病或受到死亡威胁急需用药时，可考虑应用。

X 级：妊娠期禁用。在动物或人类的研究表明可使胎儿异常，或根据经验认为在人或人及动物都是有害的。

大部分药物的安全性级别均由制药厂按照上述标准拟定，并在级别后附有"M"，如 C_M。

妊娠期生殖道感染常用药物危害等级分类

药物名称	危害等级的分类标准
抗感染类	
青霉素类（略）	B
头孢菌素类（略）	B
四环素类	
四环素	D
土霉素	D
米诺霉素（二甲胺四环素，美满霉素）	D
多西环素（强力霉素，多西霉素，福多力，去氧土霉素）	D
金霉素（氯四环素），去甲金霉素	D
氨基苷类	
丁胺卡那霉素（阿米卡星，安卡星）	C/D_M
庆大霉素	C
卡那霉素	D
新霉素	C
链霉素	D_M
壮观霉素（大观霉素，淋必治）	C
妥布霉素（艾若，妥布拉霉素）	C/D_M
喹诺酮类	
环丙沙星（特美力，悉复明，西普乐）	C_M
左旋氧氟沙星	C_M
诺氟沙星	C_M
氧氟沙星	C_M
大环内酯类	
红霉素（福爱力，新红康）阿奇霉素（B_M）	B
螺旋霉素	C
磺胺类	
长效磺胺	C_M/D
磺胺吡啶	B/D
复方磺胺甲基异噁唑（复方新诺明，SMZ）	B/C

续表

药物名称	危害等级的分类标准
磺胺嘧啶（地亚净，磺胺哒嗪）	B
甲氧苄氨嘧啶（甲氧苄啶，磺胺增效剂，三甲氧苄二氨嘧啶，TMP）	C_M
其他类	
氯霉素（氯胺苯醇）	C
氯洁霉素（克林霉素）	B_M
洁霉素（林可霉素）	B
氯苯吩嗪（克风敏）	C_M
多粘菌素 B	B
万古霉素（稳可信）	B_M
呋喃坦丁（呋喃妥因）	B
抗真菌药物	
两性霉素 B	B_M
克霉唑（凯妮汀）	B_M
氟康唑（大扶康，麦尼芬，三维康）	C_M
氟胞嘧啶	C_M
灰黄霉素	C
酮康唑（里素劳）	C_M
咪康唑（达克宁）	C_M
制霉菌素（米可定）	B/ C_M
特康唑	C_M
抗寄生虫药物	
卡巴胂（对脲基苯胂酸）	D
龙胆紫	C
甲苯咪唑（甲苯达唑，安乐士）	C_M
噻嘧啶（抗虫灵）	C
氯喹	C
伯氨喹	C
乙胺嘧啶	C_M
奎宁	D/X

药物名称	危害等级的分类标准
甲硝唑（灭滴灵）	B
除虫菊酯	C
驱蛔灵	B
抗病毒药物	
拉米夫定	C_M
齐多夫定（叠氮胸苷）	C_M
阿糖腺苷	C_M
奈韦拉平	C_M
利托那平	B_M
阿昔洛韦（无环鸟苷，克毒星）	B_M
泛昔洛韦	B_M
伐昔洛韦	B_M
病毒唑（利巴韦林，三氮唑核苷，华乐沙）	X_M
其他	
碘	D
聚乙烯酮碘	D
美兰	C_M/D

参考文献

1. Department of reproductive health and research WHO, Sexually transmitted and other reproductive tract infection A guide to essential practice. 2005.
2. 彭锐锐，Alberta L Wang，陈祥生．性伴通知及在我国控制性传播疾病中的应用．国际流行病学传染病学杂志 2011，2，38（1）：41-44.
3. 董志伟．中国癌症筛查及早诊早治指南（试行）．北京：北京大学医学出版社，2005.
4. 中国癌症基金会组译．世界卫生组织原著．子宫颈癌综合防治基本实践指南．第1版．北京：北京大学医学出版社，2008.
5. Thomas C. Wright Jr, L. Stewart Massad, Charles J. Dunton, ect. 2006 Consensus Guidelines for the Management of Women With Abnormal Cervical Screening Tests American Society for Colposcopy and Cervical Pathology.
6. Thomas C. Wright Jr, L. Stewart Massad, Charles J. Dunton, ect. 2006 Consensus Guidelines for the Management of Women With Cervical Intraepithelial Neoplasia or Adenocarcinoma In Situ American Society for Colposcopy and Cervical Pathology.
7. Department of Health and Human Services, CDC, USA. Morbidity and mortality weekly report: Sexually transmitted diseases treatment guidelines Washington, DC, USA-

Superintendent of Documents, U. S. Government Printing Office, 2010.
8. 中华医学会妇产科学分会感染性疾病协作组. 滴虫阴道炎诊治指南（草案）. 中华妇产科杂志, 2011, 4, 46 (4): 318.
9. 中华医学会妇产科学分会感染性疾病协作组. 外阴阴道念珠菌病诊治规范（草案）. 中华妇产科杂志, 2004.6 39 (6): 430-431.
10. 中华医学会妇产科学分会感染性疾病协作组. 盆腔炎症性疾病诊治规范（草案）. 中华妇产科杂志, 2008.7, 43 (7): 556-558.
11. 中华医学会妇产科学分会感染性疾病协作组. 细菌性阴道病诊治指南（草案）. 中华妇产科杂志, 2011.4, 46 (4): 317.
12. 中华人民共和国卫生部. 预防艾滋病、梅毒和乙肝母婴传播工作实施方案（2011年）. http:www.moh.gov.cn/.
13. 杨慧霞，段涛 主译. 妊娠期和哺乳期用药. 7版. 北京: 人民卫生出版社, 2008.

指南缩略语

AIDS	获得性免疫缺陷综合征
AGC	不典型腺上皮细胞
ASC-H	不能除外上皮内高度病变的非典型上皮细胞
AS-CUS	不能明确意义的非典型鳞状上皮细胞
BV	细菌性阴道病
CT	沙眼衣原体
CIN	宫颈上皮内瘤样病变
Cyto	细胞学
DNA	脱氧核糖核酸
ECC	宫颈管黏膜搔刮术
EDTA	乙二胺四乙酸
ELISA	酶联免疫吸附试验
FTA-ABS	荧光梅毒螺旋体抗体吸收试验
HBV	乙型肝炎病毒
HCV	丙型肝炎病毒
HSIL	鳞状上皮内高度病变
HIV	人类免疫缺陷病毒
HPV	人乳头状瘤病毒
HR-HPV	人乳头状瘤病毒高危亚型
LR-HPV	人乳头状瘤病毒低危亚型
HSV	单纯疱疹病毒

ICU	重症监护病房
LSIL	鳞状上皮内低度病变
PCR	多聚酶链反应
PID	盆腔炎性疾病
RPR	快速血浆反应素试验
RTI(s)	生殖道感染
STI(s)	性传播感染
TBS	子宫颈/阴道细胞学诊断报告系统
TPHA	梅毒螺旋体抗体血球凝集实验
TPPA	梅毒螺旋体颗粒凝集试验
TP-WB	梅毒螺旋体印迹试验
TRUST	甲苯胺红不加热血清试验
USR	未灭活血清反应素试验
VIA	醋酸肉眼观察
VILI	碘液肉眼观察
VDRL	性病研究实验室试验
VVC	外阴阴道念珠菌病
WHO	世界卫生组织